心灵花园·沙盘游戏与艺术心理治疗丛书

主编　申荷永

沙盘游戏与心理疾病的治疗

Sandplay Therapy: Treatment of Psychopathologies

[意] 伊娃·帕蒂丝·肇嘉（Eva Pattis Zoja）/编

张敏 刘建新 蔡成后 等/译　高岚/校

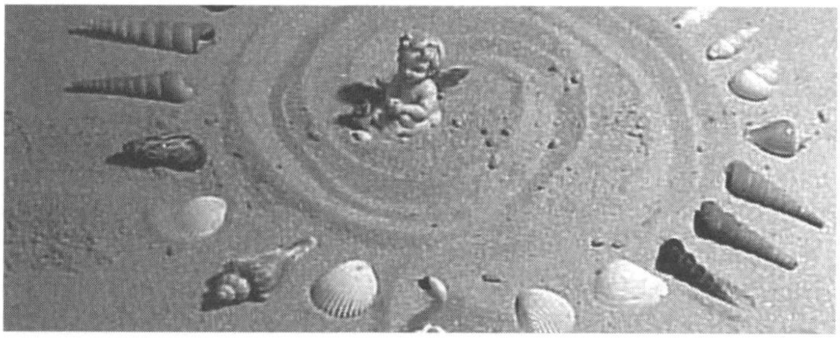

中国人民大学出版社

·北京·

“心灵花园·沙盘游戏与艺术心理治疗丛书”编委会

华人心理分析联合会
华人沙盘游戏治疗学会
广东东方心理分析研究院
策划出版

澳门基金会（澳门城市大学心理分析与沙盘游戏研究项目）
广州市教育科学“十一五”规划课题（项目编号10C034）
资助与支持

总　序

“一沙一世界，一花一天堂。手中拥有无限，刹那便成永恒。”布莱克这首《天真的预兆》也是沙盘游戏与艺术心理治疗的写照。在我们看来，艺术关乎心灵，艺术中包含着人类古朴的心智，沙盘中展现出美妙的心灵花园，这便是沙盘游戏与艺术心理治疗的生动意境。把无形的心理内容以某种适当的象征性的方式呈现出来，从而获得治疗与治愈、创造与发展以及自性化的体验，便是沙盘游戏与艺术心理治疗的无穷魅力和动人力量之所在。

“心灵花园：沙盘游戏与艺术心理治疗丛书”是国内首次系统介绍沙盘游戏的一套著作，在国际心理分析学会（IAAP，International Association for Analytical Psychology）、国际沙盘游戏治疗学会（ISST，International Society for Sandplay Therapy）、华人心理分析联合会（CFAP，Chinese Federation for Analytical Psychology）、华人沙盘游戏治疗学会（CSST，Chinese Society for Sandplay Therapy）、广东东方心理分析研究院、澳门基金会、澳门城市大学的支持下完成。丛书的缘起于2002年第二届“心理分析与中国文化国际论坛”，哈里特·弗里德曼（Harriet Friedman）和伊娃·帕蒂丝·肇嘉（Eva Pattis Zoja）等国际著名沙盘游戏治疗师以“沙盘游戏治疗”为主题，在广州珠岛宾馆做了三天会前工作坊，开始了国际沙盘游戏治疗学会在中国的正式培训。

2003年，在美国西雅图第17届国际沙盘游戏治疗学会年会期间，国际沙盘游戏治疗学会及美国沙盘游戏治疗学会的主要负责人专门组织了关于“沙盘游戏在中国的发展”的研讨，其中就确定了本丛书的选题和工作计划以及丛书编委会的组成。作为丛书主编，很荣幸能有凯·布莱德威（Kay Bradway）、黑格曼（Gretchen Hegeman）、哈里特·弗里德曼、茹思·安曼（Ruth Ammann）、伊娃·帕蒂丝·肇嘉、瑞·罗杰斯·米切尔（Rie Rogers Mitchell）、巴巴拉·图纳（Barbara A. Turner）、乔西·考宁汉（Joyce Cunningham）等加入我们的工作。

选入丛书的译著，都是沙盘游戏治疗的经典和最新代表作，包括多拉·卡尔夫（Dora Kalff）的《沙盘游戏：治愈心灵的途径》、哈里特·弗里德曼和瑞·罗杰斯·米切尔的《沙盘游戏：过去、现在与未来》、茹思·安曼的《沙盘游戏中的治愈与转化：创造过程的呈现》以及伊娃·帕蒂丝·肇嘉的《沙盘游戏与心理疾病的治疗》等。丛书的译者队伍基本上由心理分析方向的博士和硕士组成，他们都具有沙盘游戏的实践体验，都曾参加过国际沙盘游戏治疗学会认可的专业培训。

沙盘游戏从创意的产生到正式创建，再到国际学会的成立及在全世界具有广泛影响，几乎已有了百年的历史，在百年的历程中也获得了自身的发展与成熟。在我们的理解中，沙盘游戏不仅是心理分析的重要方法和技术，也是心理分析理论的重要发展。在中国文化的基础上，我们曾把心理分析的目标阐释为三个层面：安其不安与心理治疗、安其所安与心理教育和安之若命与心性发展，三者合而为一始为完整的心理分析。沙盘游戏也是如此，它不仅是一种心理治疗的方法，能够广泛地适用于诸多心理疾病的治疗，也是一种心理教育的技术，能够在培养自信与人格、发展想象力和创造力等方面发挥积极的作用，同时，以整合意识与无意识为目标的沙盘游戏，可以促进自性的成长和心性的发展，从而获得真实的自性化体验。

申荷永
华人心理分析联合会会长
华南师范大学、澳门城市大学教授
国际心理分析学会心理分析师
国际沙盘游戏治疗学会沙盘游戏治疗师
2014年8月

序　言

伊娃·帕蒂丝·肇嘉（Eva Pattis Zoja）编的《沙盘游戏与心理疾病的治疗》一书2004年由达蒙出版社（Daimon Verlag）出版。她在2003年便把此书的手稿邮寄给了我，当时我们便已商定将其翻译成中文出版。

这是一部能够反映沙盘游戏治疗最新进展的专著，伊娃·帕蒂丝·肇嘉邀集国际上负有盛名的几位资深沙盘游戏治疗师参与写作，包括时任国际沙盘游戏治疗学会主席的茹思·安曼（Ruth Ammann）和弗朗科·卡斯特拉纳（Franco Castellana）等。

该书的特点，如同其书名所示，是直接面对各种心理疾病，包括严重的心理疾病和身心疾患。本来，人们多以为心理治疗只是处理心理层面的问题，比如抑郁的情绪或焦虑的心情，而由于沙盘游戏治疗带有“游戏”的字眼，也很容易让人感到这种方法或许只适用于儿童的心理和行为。但通过此书，我们可以看到，沙盘游戏不仅可以有效地面对儿童，这本来是沙盘游戏治疗的最初设想，也可以有效地运用于成年人的心理治疗，甚至可以有效地处理较为严重的心理疾病，如各种边缘型人格障碍、药物或酒精依赖、人格失调和自恋型人格障碍，以及各种身心疾病等。

比如，茹思·安曼在其“论共鸣”中所提供的个案，便是一位身患“遗传进行性肌肉萎缩症”的来访者，在经历了6年的沙盘游戏治疗之后，这位来访者不仅摆脱了她寻求治疗之前的那种绝望的心理状态（来访者进行治疗时在30岁左右，由于身患这种难以治愈的肌肉萎缩症而几度自杀，濒临崩溃的边缘），在沙盘游戏治疗师的陪伴下度过了心理危机，获得了心理成长，而且，可被称为奇迹的是，随着她心理的变化，其身体也发生变化，困扰与折磨她多年的“遗传进行性肌肉萎缩症”也逐渐好转。我见过这位病人，那是在她完成了与茹思·安曼的治疗之后。尽管这令人难以置信，但却证明了沙盘游戏治疗的力量。

可以说伊娃·帕蒂丝·肇嘉编的这本《沙盘游戏与心理疾病的治疗》代表了沙盘游戏治疗的前沿进展，从一种单纯的心理治疗的方法，发展为一种有效地面对各种严重的心理疾病和身心问题的分析性心理治疗体系。2001年“9·11”事件发生时，伊娃·帕蒂丝·肇嘉正在美国纽约居住。即使是十分成熟的美国学校心理咨询体系，也难以应付受“9·11”影响的学生的情绪与压力，于是，纽约教育部门找到了沙盘游戏治疗师，邀请他们参与对学校学生的心理辅导。伊娃·帕蒂丝·肇嘉是该项目的负责人之一，两年的工作成果显著，不仅有效地解决了常规心理辅导难以发挥作用的难题，而且有效地把沙盘游戏治疗带入了学校心理辅导和学校心理教育领域。用一种强有力的心理分析技术来弥补目前学校心理教育中的不足，缓解从事学校心理教育的心理辅导工作者所遇到的压力，提高学校心理教育的有效性，是我们多年的研究课题，而我们也在研究和实践中选择了沙盘游戏治疗技术，并且获得了积极有效的研究成果。比如，沙盘游戏作为综合性心理诊断技术、沙盘游戏对自闭症患者的有效性、沙盘游戏对自杀的干预和预防、沙盘游戏对强迫行为的治疗等，都是已经完成的有效研究，临床个案发生了有效的转变。

心理疾病（尤其是严重的心理疾病，如抑郁症、自杀、恐怖症、强迫症、精神分裂症等）是我们所面临的挑战。实际上，这不仅是心理学或心理分析的学术问题，还是一个国家、一个民族所面临的生存挑战。通过《沙盘游戏与心理疾病的治疗》一书，我们或许可以获得一支可以攻破某种心理障碍的利箭，也可以从中获得启示，将其转化为一种更为有力的武器。

申荷永

2014年8月

献给
罗伦佐·比格纳米尼

前　言

伊娃·帕蒂丝·肇嘉

"怎样来玩沙呢?"

当病人问我这个问题的时候，她开始微笑起来。她意识到自己在觉察到一个新的情境之前，正在询问规则，知道了游戏规则就意味着可以理解外部世界可能有的要求。至于无意识的目的是接受还是抗拒这些规则，那倒没有什么区别：不管怎样，这就是一个还未在"内在"形成自己的情感就自动地遵从"外部"情境的问题，而自己的这一情感可能与外在的世界进行对话。

另一个人评价说："当我站在沙盘面前的时候，最困扰我的就是毫无标准。我不知道该做些什么，也不知道该怎么去做，就连是否一定要做些什么，我也根本不知道。完全没有坐标告诉你该做些什么。是把沙子的表面弄平坦些好呢，还是在上面塑造一座山好呢？是要说点什么好呢，还是保持沉默好呢？第一次做沙盘游戏的时候，我真的不知道我应该做些什么，也没有任何工具可利用。我感到很失败。"

本书所讲的是有关沙盘游戏治疗的理论和临床应用，包含十位欧洲的沙盘游戏治疗师的观点和实践。在漫长而复杂的职业生涯历程当中，作为从业的心理分析师，其中几位还有数年的精神病科和神经精神病科医生的职业经验，他们无一例外都在探索沙盘游戏治疗这一独特的领域。弗朗西斯克·蒙特奇（Francesco Montecchi）是位于罗马的意大利最著名的儿童医院（即 Ospedale Bambin Gesù 医院）的儿童神经精神科主任，与斯塔法努·玛瑞努西（Stefano Marinucci）和安德瑞纳·纳瓦恩（Andreina Navone）一起，堪称这一领域首屈一指的先驱人物。现在，沙盘游戏治疗已经成为该医院一种正式的针对儿童的治疗方法。维托·拉·斯贝纳（Vito La Spina）和罗伦佐·比格纳米尼（Lorenzo Bignamini）是继承他们事业的下一代的成员，作为阿尔盖罗（Alghero）和米兰（Milan）公立诊所精神病科的主任，他们成功地在青少年和成年病人身上继续开展类似的工作。

除了马塞勒·莫里诺（Marcella Merlino），本书其他的作者都是荣格学派的心理分析师。除了弗朗科·卡斯特拉纳，其他的作者都是国际沙盘游戏治疗学会的会员。来自苏黎世的茹思·安曼作为瑞士沙盘游戏学会（Swiss Sandplay Association）的创立者之一，是国际沙盘游戏治疗学会的现任主席，她在沙盘游戏治疗和心身医学方面的成就在欧洲颇负盛名。

尽管在最近的几十年里，尤其在美国，沙盘游戏治疗已经得到了广泛的应用，但是由于语言障碍，有关沙盘游戏理论著作的出版并不多见。我们希望本书的出版只是以后大量著作得以出版的一个开端，希望各种重要主题的著作能够在全世界范围内得到共享。

本书所描述的沙盘游戏工作的理论基础有许多独到之处，其中之一就是高度关注移情（transference）和反移情（counter-transference）的过程。治疗师需要不断地与自己的思想、情绪以及身体感觉保持联系，以便察觉病人的非言语的以及无意识的信息，并对这些信息进行“过滤”，最后在适当的时机用适当的方式把它们归还给病人。

沙盘游戏并不都是以这种形式进行的，也不都是以这样的理论前提为依据的，不过，国际沙盘游戏治疗学会的成员都把它视为工作的共同基础。只有通过这种途径，沙盘游戏才能够发挥出它的全部潜能，成为独特的心理治疗工具。“只可意会不可言传”或“从未曾存在却又能体验到”的事物在沙盘的神奇造型里获得了原初的呈现。伴随这些沙盘造型的是情绪，这些情绪渐渐地以视觉意象的形式呈现出来，并被赋予象征性的内容。这些象征性的内容或“附加的意义”，通过联想的方式导向新的相关的意象。这些意象可能来自病人的生活经历，也可能来自人类集体意象的汇集——这些意象反过来又成为叙事中的片段。言语的发现导向思想和概念的形成。训练耐心，不遗漏任何必要的通道，我们与沙盘游戏一起在意识发展的漫长历程当中重新起航。如果我们能成功地遵从意识发展的道路，那么病人的个人历史当中空虚的、受过创伤的地方就将得到治愈。

本书中所描写的用沙盘游戏成功治疗的心理病症涵盖了从精神障碍到边缘型综合征、成瘾、儿童受虐待所遗留的创伤，以及心身疾病和性格困扰等等。

我希望本书能够清楚地表明：沙盘游戏并不只是技术性的操作。自我（ego）与无意识之间的面对（confrontation），永远都不能被看作一个简单掌握一项技术的问题——掌握了技术，就可以预期能保证取得一定的结果，而自我与无意识之间的面对是激烈的存在之境遇，最终的结果总是难以预知——那是连先知都无法预知的事物。

在筹备本书的出版过程中，发生了一个悲剧事件。2004 年 7 月，罗伦佐·比格纳米尼被他的一个患有迫害妄想症的病人杀害了。

今天，我们把此书献给罗伦佐·比格纳米尼。他的一生见证了自我与无意识之间不断面对的各种途径，而这种面对，兼具了勇气与宽容。

（蔡宝鸿　刘建新　译）

目　录

（本书中的所有插图均可到 www.daimon.ch/sandplay 浏览）

第一章　通过手来理解

伊娃·帕蒂丝·肇嘉

卡尔·荣格 10 岁的时候，在他的黄色铅笔盒里有一把小木尺。有一天，荣格开始在木尺子的末端雕刻起来。并不是他的脑海里有了什么特别的想法，他只是在雕刻着。他就这样雕刻着，最后，出现了“一个小人儿，大概两英寸高，身着长礼服，头戴高帽，脚穿一双亮闪闪的黑靴”。他用黑墨水给小人儿涂色，然后把它从木尺上锯了下来，放在铅笔盒里，还在铅笔盒里给它做了一张小床。他甚至还用一点点羊毛为小人儿做了一件大衣。然后，他觉得这个小人儿还需要更多的东西。他从口袋里掏出一块石头，在石头上涂画，然后把石头也放在了铅笔盒里。他对自己说：“这是他（小人儿）的石头。”他把装着小人儿的铅笔盒藏在他家屋顶下的一根横梁上。他知道没有人会发现他的这个秘密。

后来，荣格在他的回忆录里写道：“在所有艰难的处境当中，不管是我做错了什么事还是我的感情受到伤害……我都会想到我的那个细心铺放、包裹起来的小人儿和他的光滑的、涂绘得很漂亮的石头。”①

在荣格童年的“高潮与终结”之时，这就是他的游戏。当外部世界的一切都崩溃的时候，那个两英寸高的小人儿能够重建他内心的秩序。

那把尺子余下的部分发生了什么故事，我们不得而知。

30 年后，身为精神病学家的卡尔·古斯塔夫·荣格博士发现澳大利亚的土著人也使用相似的小人儿和彩绘的石头。童年的游戏重新浮现在他的脑海里②。他体验到了一种领悟，而这一领悟导向了他的工作的理论基础之一——集体无意识的发现。游戏是荣格建立其主要理论的根源。

---

① C. G. Jung, *Memories*, *Dreams*, *Reflections*, recorded and edited by Aniela Jaffé, Collins, The Fontana Library, Random House, London and Glasgow, 1972, p. 37.

② Ibid., p. 38, "There came to me, for the first time, the conviction that there are archaic psychic components which have entered the individual psyche without any direct line of tradition."

在以后的日子里，荣格也经常进行游戏。但是他并没有视之为单纯的“游戏”。他总是问自己一个问题：“现在，说实在的，你在做什么？”[①] 荣格的整个理论工作都是对这个问题的回答。[②]

多拉·卡尔夫（Dora Kalff）似乎也问过她自己同样的问题。这一点可以清楚地从她对治疗面谈期间的想法的描述中看出来。她认为没有必要给予这些想法任何外在的理论构想。

不过，她发明了一种新事物。荣格通过积极想象之途径获得了对内在视觉意象的感知。在沙盘游戏中，知觉到的内在意象可以通过三维的方式来表达。而这也正是沙盘游戏的创新之处：在沙盘游戏中，有时候双手无意识地为一种形式赋予了形状。它首先被赋予形状，之后才被感知。因此，这一意象不是从内部，而是从外部进入意识的。

心灵的实质借助于手得以物化，我们可以触摸到它。在这一时刻，心灵和物质再也不可区分。这就是多拉·卡尔夫受到了启迪的直觉。

多拉·卡尔夫对荣格的思想进行了具体的运用——几近具象化的运用。她并不满足于想象，她创造了条件使得无意识的内容能够重新从物质本身来获得。从意识发展的历史来看，这算是一种退行。充满了心灵实质的具体之物，并不仅仅是某物的意象，实际上是以部分代整体，自主地在“工作”；它可以追溯到人类发展的某个遥远阶段[③]。它把我们带回到了魔法期，那时，魔法尚不是通过语言、吟诵和咒语来实施的，而是通过可以被触摸和把持的东西，通过用动物或者植物的某些部分做成的护身符，通过小雕像来发挥作用的。叙事、神话和寓言在这个时期还没有出现。在这个时期人类的表象不是通过语言来描述的。

吉恩·戈伯思（Jean Gebser）在他的著作《曾经存在的起源》（*The Ever Present Origin*）中，为人类发展的这一阶段做了详尽的描述[④]。他把意识的历史划分为四个阶段：远古期（archaic phase）、魔法期（magical phase）、神话期（mythic phase）和心智期（mental phase），心智期也就是我们当前生活的时期（然后，他描述了未来，是一个发展的整合期，就

---

① C. C. Jung, *Memories, Dreams, Reflections*, p. 197.

② Ibid., p. 225, “It all began then; the later details are only supplements and clarifications of the material that burst forth from the unconscious, and at first swamped me. It was the prima materia for a lifetime's work.”

③ J. Gebser, *The Ever Present Origin*, Ohio University Press, Athens, 1986.

④ Ibid.

是我们将要达到的阶段）。

在每一个时期，人类都会找到通往新的维度的道路。每一次从一个时期到另一个时期的过渡，都会导致已逝去的那个阶段之价值被体验为是有缺陷的。（自魔法期即将结束之时开始，魔法就被认为仅仅是骗术而已；伴随着神话期结束的是，比以往更多的叙事被创造出来，却不再有宣泄之功效；在心智期的最后岁月当中，人类将累积更加可观的理性知识，但是这些理性知识已不再具有任何意义。）

如果我们对这些术语进行更深入的探究的话，就会很清楚地看到，荣格所探讨的大部分内容，即对个人神话（personal myth）的研究以及对成为了被人类遗忘的神灵的情结（complexes）的研究，都与神话期有关联。正是在这个时期，人类首次变得能够有意识地感知意象，并且将它们转化为叙事。

而在另一方面，沙盘游戏并不一定建立在叙事的基础之上，而是深入到更久远的时期。沙盘游戏的根源位于魔法期。

一旦从一个阶段到另一个阶段之间的过渡不够完善，就会有退行到前一个时期的倾向。我们可以把这种情况看作一种无意识的尝试，想要在一个更低的层次上达到一种和谐的存在，一种完满。在治疗中我们可以很好地利用这类退行，因为退行之弥足珍贵之处在于它们会使我们接触到感知的能力和模式，这类能力和模式在前行的历程中曾被视为低劣的、要被抛弃的。

游戏就是个极好的例子。

现在，沙盘游戏给予了我们一种可能，不仅能够回溯到个体的遥远的童年，还能够退行到类似人类集体童年的深度。

这就是说，我们分化了的、心智取向的、当今的自我，通过多拉·卡尔夫的时空机器直接回到了魔法期。在这个时期，心灵和物质尚未分化，所以沙盘中一个小树的沙具，就是一棵有生命的树。它就是“树”的本质。我们把自己交付给这种恍惚的氛围，在这样的氛围里，物体就是活生生的，我们让它导引着我们。

然而，我们也知道用时空机器做实验是很危险的。时空机器可能有缺陷，我们会有风险，不能再回到当前习惯的现实生活当中，或仅有部分能回到当前。更糟糕的是，出了这类问题的人甚至根本没有意识到这样的事情已经发生。

多拉·卡尔夫自己并没有陷入这样的危险中。但这跟她本人的人格有关，跟沙盘游戏无关。与其他治疗方法相比，沙盘游戏更有导致退行的危险，并且会导致难以回到现实的生活中。

多拉·卡尔夫对于来自过去世界的所有非理性的冲动都保持一种开放的态度。她在实施她的沙盘实验，但总是保持在先驱者——弗洛伊德和荣格——的伟大理论框架中。

如果没有弗洛伊德的精神分析，那么无论是荣格的心理治疗方法，还是多拉·卡尔夫的沙盘游戏治疗都是不可想象的。弗洛伊德创立了这样一种治疗情境：在同一时间、同一地点，两人定期见面。他的观点是要把日常的沟通方式排除在外，而在自由和受到保护的空间里，两个人通过特定的途径，投入到无意识现象当中。弗洛伊德对无意识进行了解释，然后又放弃了这种解释。他发现了新大陆，却还是用主要源自古老自然科学及因果论的范畴的观点来对这一新大陆进行描述。我们要感谢荣格，因为他是第一个突破自然科学的思维模式进入精神领域的人。我们还记得他的尺子——一个用来精确测量物品的工具，在他的游戏中转变成了一个活着的小人儿。

然而，在荣格理论的帮助下，多拉·卡尔夫自己的精神本能和她作为一个治疗师的天赋，就是要找到一种途径，能保持弗洛伊德所发现的“自由的”空间。自由的空间，真的很重要吗？我个人觉得很重要。

如果我们尝试把多拉·卡尔夫有关沙盘游戏治疗的发现与这些历史情境剥离开来，认为它自己能独自站住脚，我们遭遇的危险会是，我们只会去模仿一个过程的最终产品。成功获得最终的产品常常令人误以为很简单，有人以为可以省去初期准备步骤的麻烦，但正是这些初期准备工作，才能让最终的产品有机发展。这种对最终产品的模仿，在文化历史中表现为“主义”，在宗教中表现为“教派”，而在政治生活中则会成为“灾难”。

由此看来，沙盘游戏治疗的根源，一方面可以追溯到有几千年历史的前科学（pre-scientific）的治愈仪式，一方面也来源于仅仅存在一个世纪之久的精神分析。

如果我们忽视了这两个根源，那么沙盘游戏就失去了它的个性和特性。如果我们忽略了它传统的范畴，那么沙盘游戏就会还原为一种精神分析技术。而如果我们忽略了它心理学的一面，那么就会导致更大的问题：没有心理分析设置的理论框架，没有针对病人的反移情做工作，那么治疗师和病人的无意识内容就会相互混杂。治疗师和病人会被沙盘游戏中所汇集的原型内容所迷惑，而在原型内容出现之后，也不会有缓慢地将这些内容整合到意识当中的过程，它们不能带来领悟。“那么，说实在的，你知道你在做什么吗?”这个问题依然没有答案。病人靠直觉感知到某些本质的东西在缺失，但不能赋予它形状。作为一个“好”病人，他会压抑他的攻击性，并把沙盘理想化。正如有了一个虚假的自我，也就有了虚假的过程。它们看起来好像是真实可信的，但是永远也没有结果。病人有两种方法可以走出这个迷途：或者他感到背叛、愤怒而停止这个过程，或者他与这个过程融为一体，并成为这种形式的沙盘游戏的培训者候选人。

但是如果沙盘游戏的传统性和现代性这两个方面都受到重视的话，它就会成为心理治疗方法的先锋，并且是一种非常有效的工具。

现代的精神分析的治愈途径在近几十年得到了显著发展。除了荣格以外，诸如史毕兹（Spitz）、马勒（Mahler）、克莱因（Klein）、温尼考特（Winnicott）、莱希（Reich）、比昂（Bion）、范尔巴恩（Fairbarn）、波比（Bolwby）和斯腾（Stern）等学者，他们在很大程度上已使我们的倾听能力更为精深。然而，尽管有这些理论上的成就，但精神分析的实践——包括荣格的心理分析——都有其局限性。而这些局限，举例来说，在我们碰到前语言（preverbal）和前象征（presymbolic）的状态时，就明显地暴露出来了。通过对反移情的觉知，分析师能够接触到这些体验的领域，并且能够理解它们。尽管如此，我们还是发现很难把对这些体验的理解转化为语言。因为涉及的语言应当是病人的语言，而不是分析师的语言。并且在前语言和前象征的水平上，病人的语言仅仅是一种肢体语言。病人发现，要重新讲述一种前语言的体验是不可能的，因为病人对这种体验并没有言语的记忆，并且通常甚至连关于这种体验的视觉意象都没有。我们最早的情感体验仅仅以肌肉紧张或自主神经反应而被我们的身体所记录。在理论之外，偏重理论的精神分析家当中还没有任何一个人提出一种表达的途径，来与这些发展的最早阶段相对应。在这个意义上，沙盘游戏是唯一一种前后一致的治疗形式：它通过塑造和操作具体的物件来处理前语言期和前象征期领域的体验。双手承担着引导者的角色，身体承担着引导者的角色，没有叙事，没有语言。沙盘游戏跟随病人进入他们发展的特定阶段，沙盘的灵活性又能使它可以完全适应病人目前的任何需求。它有时以原材料来呈现，有时以形状、意象或语言来呈现。所以，沙盘的功能体现在以下所有水平上：身体的和前象征的、意象的、遗觉像的（eidetic）、象征的，以及语言的水平。

现在，我想举例来说明现代精神分析技术和传统的治愈实践是如何互相渗透的。分析师和萨满巫师都通过认同（identification）来工作。治愈者和病人在某一个瞬间结合在一起，治愈者好像用病人的眼睛看东西，用病人的耳朵来倾听：治愈者仿佛是从病人内部来体验病人的。分析师的后继工作就是努力把尽可能多的体验与意识整合起来。

这里举一个例子。

有一个病人，她的双手已经在沙子里活动了很长一段时间，她看起来很放松，似乎在寻找些什么。分析师突然感到不舒服，几乎是恶心的感觉。尽管非常难过，分析师还是集中注意力，并尝试着去体验这种感觉。因此，他是在寻找心灵与这一纯粹的身体状态之间的联系。他注意到这种不舒服的感觉伴随着“一切都是充满敌意的”这样一种强烈的情感。他还注意到，那些他很熟悉的物体或形状——比如办公室地毯的图案——产生了变化：那些花的图案，以前一直就是花的图案，现在突然看起来像是邪恶的魔爪。甚至以前一向都让人赏心悦目的地毯颜色现在也好像很不协调、互不相容了。他的面前是一个完全不能忍受的世界。当分析师把握住“一切都是充满敌意的，世界是邪恶的”这一感觉的时候，他那种恶心的感觉减弱了。他的身体状态似乎已经转化成了心灵物质。一个想法随之而来：“病人可能曾经在她出生后的头几天体验到了这样的世界或者状态。”这个想法只是一种假设，是对这一体验的联想式的丰富。

这样，分析师就启动了一个内在的消化过程。一开始，他陷入了一种身体的体验中。病人对于这类身体的体验并没有任何意识，她没有关于这种体验的任何记忆，因此不能够用语言或者意象来表达。它是一个分裂的碎片，唯一的沟通途径就是通过投射认同作用传递到另一个人的身体之上。它就是心灵中迷失的、漫无目的地游荡的碎片。分析师现在捡起了这块碎片，因为分析师和病人已经做好了充分的准备，让这一切发生。

当分析师就在这一特定的时刻，问病人此时的感觉如何时，病人回答说，她从来没有过这么好的感觉，她感到真正得到了自由和解放。

接着分析师将做些什么呢？他是不是要保留这个碎片？我们曾说过，分析师启动了消化的过程。我们也可以说，分析师把这个游荡的碎片分解为一个意象：不过，这个意象是分析师的意象，而不是病人的意象。接下来将发生什么呢？这个无家可归的“元素”必须以某种方式回到病人身上，并且被她认可为属于她自己，然后整合起来，否则，整个互动过程将毫无意义。

怎样才能做到这一点呢？

其中的一种可能性就是给出很好的解释。但并不是每一个人都有这种给出解释的天分。在我所描述的这个个案里，分析师自己并没有找到一个令人信服的解释。所以，在这次面谈过程中他并没有说什么。一个星期之后，在下一次面谈中，发生了这样的事：

在面谈开始之际，病人对分析师的在场感到烦恼。她说分析师不应该老是看着她在做什么。过了一会儿，她表达了她的惊奇。她在沙子上画了一条线，说："噢，看！那就是死亡。"分析师看了看沙盘，里面有一张婴儿的脸。婴儿张开嘴大哭，额头紧皱。这个意象散发出极度的绝望感。分析师说："我觉得看起来更像是一个婴儿。"病人愣住了，开始哭泣，宣泄反应很强烈。"为什么？"她问，"为什么我的妈妈就看不到这个呢？""这个"所指的是婴儿的绝望。

看起来似乎早期的分裂体验现在拥有了自己的形状，并在沙盘中表现出来了。病人在沙子上画的只是一些线条，但这一"物化"的哭叫——与婴儿一起，突然在沙子上立起来了。

从这些情绪体验入手，就有可能慢慢地朝向整合来工作，"无法忍受"的情绪逐步得以表现和描述。"儿童"的母题（motifs）一次又一次地出现在沙盘中。就在几个月之后，一张有着浓密卷发和谨慎微笑的儿童的脸出现了。

分析，在这里，是在前象征表征（pre-symbolic representation）的领域里开始工作的。曾经，这个领域里没有形状、没有意象、没有记忆，除了传递给分析师的身体感觉以外，其余的什么都没有。

萨满巫师也是暂时将病人的疾病放到自己身上。于是这些使病人患病的东西产生了转化。然后，萨满巫师用各种可能的方法来驱除它们。

心理分析师首先是自己加工处理这一病症（在比昂的术语里，就是把"β"元素转化为"α"元素），然后再尝试着做出解释。而在沙盘游戏当中，在另一方面，这种恢复原状的发生既是最直接的，也是最合逻辑的。它再一次通过身体来传递。也就是说，现在轮到病人的身体——病人的双手——在沙盘中将这些曾经分裂，又被分析师消化了的心灵碎片重新塑造，赋予形状。这时，病人能在沙盘中看到它。由于这一身体的状态变成了一个意象，那么在分析师的催化作用下，它能够找到进入意识的途径。

于是，我们发现自己身处前科学的治愈艺术当中，同时也身处现代的心理分析当中。投射性认同是最原始的沟通方式，也是我们最精妙的心理分析工具。通过投射性认同，即使是前象征的、没有形状的、无法接近意象的元素也可以被把握，然后分解为意象。

现在，我们来区分一下沙盘游戏治疗和没有沙盘游戏的心理分析。我没有说“言语分析”，因为并不全都是言语分析这一回事。每一个有效的解释都是在分析师的非言语感知的基础上形成的。

首先，两者之间存在着结构上的差异。在沙盘游戏中是三角关系。在沙盘游戏中，治疗室里不再只有两个参与者，而是有三个参与者：来访者、分析师和沙子。“三”是一个不稳定的数字，很容易就变成二加一（如果有人是三个兄弟姐妹中的一个，就能很清楚这一点）。

在心理分析的设置中，两个个体尝试着去加工处理交流的第三个领域，即象征的范畴。他们一起创建了一个能量场，其中充满了丰富的无意识元素，他们试图去把握其中的一些无意识元素，并把它们带到意识层面。如果他们没有成功的话，那么他们共享的无意识将会有爆发出来的倾向。

开始沙盘游戏的方式是不同的。这个第三方的、潜在的象征性空间是可以预见的，并且从一开始就是以具体的和物质的东西呈现的。它就在那里。

就病人的态度而言，这一场景通常会导致其属于他者的、隐蔽的一面的突然显现。

分析师提供了一个额外的、具体的空间，这一空间确实比分析师本人还要中立，它邀请病人与他或她自己来沟通。有一种感受是病人更为独立地面对他或她自己。一切的痛苦，或者导致恐惧和害怕的缘由，现在都可以显现出来了。分析师并没有“挡在路中”。对病人来说，所有不好的东西都外显在沙盘里，而不是位于内在的自性（self）当中。病人能够暂时远离这些不好的东西，然而同时又能够与它们保持联系。

对于汇集了强烈的移情的病人而言，这也意味着他们能够拥有分析师的一部分，并且能平和、安静地掌控它，不必担心分析师会觉得受到伤害、被击垮或者是被强烈地爱着。一切意想不到的事情首先在沙盘里发生，只是之后才会有在治疗关系当中用言语说出来的风险。

在《爱翁》（*Aion*）一书中，荣格描述了从数字三（一个动态的数字）到数字四的转化。由于三角情境的不稳定性，任何从整体中分离出去的东西都能被带回到游戏当中。甚至就在沙盘中还未表达出任何事物之时，这种三角情境就已能激活最原始的朝向人格分裂的倾向。

我们通常会预先假设，无意识的内容允许它们自己在沙盘中得到三维的表征。那些接近意识并且已经以意象的形式存在的内容的确是能得到三维的表征的。但是，还有一些无意识的内容根本没有形状，且与意象没有联结，它们甚至可能还未拥有心灵的实质。在梦中，它们也不是以意象来呈现自己的，相反，它们可以视为某些梦的潜在结构：看不见但却无所不在，且能决定一切。这些元素表现出破除一切框架的倾向性。因此，它们既不能被记忆，也不能被表征。但是它们不断地在关系当中得以汇聚。

这些看不见的“破坏性的”元素可以很好地利用沙盘游戏的三角情境，我们于是能够看到下面的情景：

在一次面谈中，病人很主动地在玩沙子。他体验到沙子是令人愉快的，具有可塑性，富有保护性，他感到非常放松。他想：“如果分析师不坐在这里，不在他的笔记本上做记录来干扰我就好了。他阻碍了我的创造力。他控制了我的动作。如果他不在的话，我就可以做我想做的任何事了……”

在下一次的面谈中，就是这同一个病人，他开始说沙子感觉又冷又粗糙。沙子的颜色也令他有不同的感受：颜色太暗了。这里发生了什么？似乎所有事物都没有任何意义。而沙具呢？它们曾经那么吸引人，看上去总是在邀请他。但现在它们却矗立在四周，看上去荒谬可笑，仅仅是粗劣的工艺品而已。幸亏，分析师还在那里。他很有耐心地坐在那里。他至少是你能说一说话的人。

在这一场合当中，沙子是好的，而分析师是不好的，但在下一次面谈中，沙子是不好的而分析师是好的。病人通过他的所有感官来感受一切，获得他的个人体验，同样的沙子和分析师，却不断地正反转变，转换他们的特质（时好时坏）。也就是说，病人能够抓住自己无意识的分裂现象，而这一分裂现象事实上是正在发生的。分析师并没有做任何事情来促进来访者的觉察，只是起着一个中立的客体的作用。在这一特定的时刻，分析师也是沙具当中的一个，而沙盘就是整个治疗室，是分析环境的全部。

沙盘游戏中的这种三角情境不仅给予了病人额外的表达领域，同时也为分析师提供了这样的表达领域。

由于病人只是把部分的注意力放在分析师身上，分析师有更多的机会去汇聚“另一面”了。他看着病人在沙盘中创造的世界，就在同一时刻，他拥有对这个世界的内在知觉，似乎是在看着他自己想象中的沙盘。他感知自己的思维、自己的情感、自己的身体感觉，还有自己想要说些什么和想做些什么的冲动，所有这些都是对沙盘中发生的一切的反应。然后他在内心对这些知觉进行加工，而不是直接地向病人传达这些感受。在尝试把它们归还给病人之前，分析师对它们进行了类似于消化的过程。然而，把它们归还给病人可能都是不必要的，因为分析师处理过的事物，它们本身可能在沙盘中已经出现了。

现在，我们接下来看看可以在这里讨论的沙盘游戏治疗与没有沙盘游戏的心理分析之间的最后一个差别——双手。

就像茹思·安曼所提到的，双手捕捉到了来自身体的运动，它们让自己跟随这一来自身体的活动。现代神经生理学的研究已经证实，有未经过意识的身体知觉这一水平的存在。达玛西奥（Damasio）给我们提供了一个例子[①]。患有视觉失认症的病人不能够辨认他们亲人的照片，因为他们脑部的某一特定区域受损了。他们看到亲人的照片会说他们从来都没有见过这些人。但是他们的身体对这些照片有所反应。他们的皮肤电阻有显著性的改变，体温也发生了明显的变化。在没有意识的参与下，身体“认出”了这些照片。

因此，双手不仅是无意识自我表达的工具，同时还能知觉到一种情感、一种氛围和一个互动的场，不需要经过意识的过程。

在婴儿发展的早期阶段，双手和嘴联系紧密。当婴儿在子宫里的时候，同时能观察到吸吮反射和抓握反射。

在哺乳期，伴随着婴儿吸吮的节律，他们的拳头也会打开、握紧。在最初的几个星期和几个月里，婴儿的情绪体验主要是在嘴的区域（史毕兹[②]称之为“口腔”），同时伴随着手的动作。有些病人对待沙子的方式让人很容易就联想到婴儿期的这些动作。

病人的双手与嘴之间有可能存在一种特殊的联系，这一点是当我听到一位病人说了以下的话之后在脑海里自动呈现的：“当我的手放在沙里时，我的言词也不一样了。”她总是在自己的话语中迷失，喋喋不休地说着，越说越迷惘。自从开始在沙盘前面坐下来，她的言语开始变得不一样了。她说话变得缓慢起来，开始有了停顿，会重复词语和句子，说话也有节奏了。最重要的是，她现在能第一次耐心地倾听自己的话语。

---

① Antonio. Damasio, *The Feeling of What Happens*, *Body and Emotion in the Making of Consciousness*, Harcourt, New York, 1999.

② R. Spitz, *The First Year of Life*: *A Psychoanalytic Study of Normal and Deviant Development of Object Relations*, International Universities Press, New York, 1965.

沙子和掌心的接触有时候会激活病人的早期体验。

举例来说明一下。

病人的手移动了沙子，说它感觉像大海。这个动作持续了一会儿，她感到很放松。接着她感到大海正在把她往下拉，她感到眩晕，似乎脑子里面的东西被吸出来了。

一种崩溃的状态既以意象来表现，又通过身体感觉来表达。

接着，她用手紧紧地抓住沙子，说海浪和眩晕都停止了。她感觉松了一口气。她又一次松开她的双手来感受大海，可怕的海底逆流又回来了。她又再次紧握手中的沙子。

她有一种至关重要的体验，就是她自己可以结束那一股海底逆流，通过紧握沙子，她也可以把握住自己。握紧沙子这一具体的行为可以转化为她能从心灵层面把持住自己。记忆中崩溃的状态现在通过一种新的体验得到平衡：现在的状态——不再像从前那样——可以通过自己的意志来中止。能够对外在的世界产生影响，对于小孩子而言，是最重要的体验之一，因为正是通过这样的体验，自我的形成（the formation of the ego）才有可能发生。

在结束本文之前，我想就事物的命名和通过语言来获得解放这两点再说上几句。

在恰当的时机所说的话语如同沙具一样重要，有些时候，它们发挥了这样的功能：充当了分析师的沙具。

如果沙盘游戏停留在完全的前语言的阶段，那么最后的一步——带领我们返回现状的那一步——就还没有完成。

我们所生存的世界是理性取向的，为了能够理解这个世界，而不只是消极地生存，我们必须会用这个世界的语言来说话，也就是说，我们必须会用语言来协调我们的思想、观念和意象。

不能仅仅因为某些时候“自我”导致了我们的痛苦，我们就表现出似乎我们没有了当今时代的自我（present-day ego），即复杂的、倾向于言语的自我。

在我开始跟多拉·卡尔夫做沙盘游戏时，我已经是一个有八年工作经验的荣格心理分析师了。我知道我能从她身上学到沙盘游戏治疗方法，但是我并没有想过从她所说的话里能学到那么多。

在一次面谈中，我抓起满满一手的沙子，然后让它们慢慢撒落，就像下雨一样，撒到每一件东西上面，这个过程持续了好长一段时间。沙子发出几乎听不到的沙沙的声音。我觉得这样做十分美妙，这对我来说就已经足够了。就这样过了一段时间后，有这样一个时刻，多拉·卡尔夫小心翼翼地把她的话语带入了这一安静的时刻：“那就是每一粒细细的沙子怎样找到自己的位置的。”这句意想不到的话改变了某些本质的东西。

她的话并没有说明什么，也没有解释什么，但是它表达了某种意义。如果没有这些话语，一旦面谈结束，这次的体验就会滑落到无意识当中，又很可能被每日的现实世界压垮。正是通过多拉·卡尔夫的话语，这次的体验成为我生活的一部分。

所以说，沙盘游戏可以像任何优秀的心理分析一样，也使用言语。

沙盘游戏的独特之处在于它具有量子似的特质，随时准备从物质跳到心灵，或从心灵跳到物质。沙盘游戏总是在需要物质的时候最大地物质化，同时尽可能地心灵化，而在需要心灵的时候最大地心灵化，同时尽可能地物质化。

（张　敏　蔡宝鸿　刘建新　译）

第二章　沙盘游戏在边缘型人格障碍治疗中的应用

维托·拉·斯贝纳

人本主义思想把“成长”（becoming）置于人类经验的核心，其关注点不是人的本体（being），而是时间与变化的世界当中的存在（existence）。

在探讨沙盘游戏作为一种心理分析技术在治疗边缘型人格障碍（Bordline Personality Disorder，BPD）中的一系列有关应用之前，我想就下列问题做少许的解释。[①]

心理病理学。

合适的治疗的概念模型。

病人/治疗师的二元关系。

病理形态构成

微观的内部世界与宏观的外部世界相互关联，这种相互关联表现为梦的主题与心理病理的主题的不断变换。在出现了视觉幻觉的病人当中，魔鬼和神灵都转化成了飞碟（Jung，1958）。在错觉当中，那些被指责为有

① 在探讨边缘型人格障碍的时候，通常会遇到大量的关于投射认同的问题，而投射认同是一种防御机制，一般“在重要他人的身上引发主体投射的东西，由此试图去控制这一重要他人”（Clarkin，Yeomans，& Kernberg，1999，第 7 页）。但视觉隐喻的使用有很大的局限性。相反，“共鸣（resonance）的概念超越了自性的碎裂状态（the fragmentation of the Self），恢复了身体的现实感，因为听觉的隐喻与视觉的隐喻不同，本身就暗示着有意识的、身心层次的知觉的存在”。并且，“它把注意力指向整个分析场，因为它涵盖了治疗师/病人二元体中两者的体验……如果分析师对病人的干预做出的回应（反过来也是如此）被理解为一种共鸣，导致双方都有所触动，不难想象，治疗关系的性质和程度都会得到加深。就像一根调音的弦，被有着相同波长的音律触动而发出嗡嗡声。”（Migliorati，2001，第 33～38 页）

插入思想或者窃走思想的力量，较少被识别为巫师和魔术师，而更多被识别为电视机和激光束。在梦里，马的意象常被摩托车的意象所替代。

这些改变不可避免地通过心灵的所有表现而反映出来，既是适应性的，又是病理性的。因此，这些改变还能在心理疾病当中、在治疗心理疾病的理论模型当中找到，而在统领病人与治疗师之间的关系的角色与沟通模式当中，也能发现这些变化。在19世纪后半叶，"癔症"是最常见的心理困扰——而当今的标准诊断系统ICD—10（1992）和DSM—IV（《心理障碍诊断手册》：第四版，1995）都不再将癔症作为单独的体系来分类。在1920年和1990年之间，癔症已经和"特发性精神病"没有什么差别了，精神病学界为之深深吸引，于是在理论假设的基础上，导致了"精神分裂症"这个病理学类别的创建，然而，后来这种理论假设被认为是不成立的、人为的和随意的（Boyle，1990；Maj，1998）——"大体上与各种各样之前被认为是单独体系的精神病症状的本质是相同的"（Rossi Monti & Stanghellini，1999）。

近年来，人们注意到边缘型人格障碍发病率持续上升，边缘型人格障碍在传统分类上被定义为"假性神经症精神分裂症"（Hoch & Polatin，1949），但是现在已经被DSM—IV列入轴Ⅱ的疾病系列当中了。同时，它已经成为一种精神病学的"垃圾箱"，过度频繁且非常糟糕地被使用。那些诊断方面有困难的病人，可能会因未找到更好的病名而被冠以"边缘型人格障碍"的标签（Gabbard，1994）。

治疗的概念模型的转变

抗精神病药物（包括抗焦虑药物、抗抑郁药物、抗精神病药物、镇静剂，现在副作用已经减少了很多）应用的扩大化，导致精神病专家还有病人及其家人认为药物治疗是所有治疗的基础。在这里，我并不想去否认或者贬低药物疗法的作用。药物是非常有用的工具，它们通常是成功治疗中不可缺少之物。在必要的时候，我会对那些明明需要药物治疗却又害怕对药物的依赖性增强的病人说："你看我自己的近视程度很深，没有眼镜的话就不能够看清你的脸。所以为了看得清楚，我真的需要戴眼镜。当早上醒来的时候，我当然没有想到我依赖我的眼镜，相反，我想到生活在今天、生活在当今的年代是多么幸运！如果我生活在一千年前，我不可能有多大作为的，我只是一个近视眼。而现在，药物就像眼镜，它们是使我们更清楚地看清这个世界的工具。”

但事实上，虽然抗精神病药物是必要的，但这并不意味着单靠这些药物就能有效地治愈病人，恰恰相反，如果不辅以适当的心理治疗的话，药物只会变成一种枷锁（例如，习惯、仪式等），一种人们很难摆脱的枷锁。在这种情况下，病人需要服用药物好几年，甚至数十年。有时候，病人会将他们的用药变成他们所认为的障碍症状之一来进行治疗。同样，只要治疗师和病人都将药物的作用看作过渡性的话，“治疗精神病的药物并不一定代表着用一种非人类的客体来干扰‘医生—病人’关系”（Searles，1976）。药物是由医生（不总是精神病专家）开给生活在特定的社会和家庭环境里的病人的（病人可以接受、拒绝或者与医生协商用药）。药物的使用是医生、病人与环境都参与的以高度复杂的方式来相互作用的场景，同时也受到特定的病理学的自然属性的影响（Nivoli，2001）。例如在边缘型人格障碍的个案中，病人可能会无意识地将药物当成母亲的代替物，或者是针对精神病专家或者环境来发泄自己的攻击性的工具，或者是作为从分离的体验中找到解脱的途径。在某种程度上，这也可以看成病人的处境所固有的情况，并构成了病人工作的一部分：这是治疗师必须把握的，有效地找到它的象征意义，并按有益于病人的方式加以解释。然而不幸的是，在使用药物时，医生也可能被一些无意识的因素所掌控，就病人或环境而言，有时候是统一的，有时候是对立的（参见 Clarkin，Yeomans & Kernberg，1999）。就本质而言，医生—病人之间的关系强度非常大，会不可避免地建立移情和反移情的复杂关系网，这有可能会违背治疗的设置。此外，希波克拉底的誓言[①]就证明在远古时代人们就已经知道这种现象了。即使是“生物学”派的精神病专家也可能与 Gabbard 和 Lester（1995）所描述的“滑坡”相抵触，特别是和患有边缘型人格障碍的病人发生冲突。

因此，治疗精神病的药物所提供的可能性，非但没有减少反而增加了心理治疗的重要性，以及对心理治疗师进行适当训练的重要性。换句话说，利用一个能反映我们这个时代的隐喻，让我们来分析一下计算机：对软件的适当处理通常能够解决硬件里的问题，甚至能够解决某一特定重要的问题。有一点是清楚的，除了因各种程序语言的不同所导致的各种问题外，至少我们希望那些处理和改进软件的技术人员的知识和能力是足够的。这种知识和能力将投入使用的具体方式，在任何情况下都取决于程序

① 医生在取得行医资格时保证遵守医生道德守则的誓言。——译者注

设计者的人格及有关硬件的自然属性。下面的这些都是毫无疑问的。

一部计算机可以由一个不胜任的业余爱好者设计或者删除程序。

一部法拉利跑车能够被一个业余爱好者甚至一个没有驾驶执照的人所发动或驾驶。

一个不是心理分析师的人也可以去为他人做心理分析。

但是，我们也清楚地知道，这三种情况的结果都是不可预测的。

在过去的二十年里，精神病学的文献中有关干预的报道更加偏离精神分析模型，同时也是迫于保险公司降低高昂治疗费用所施加的压力（Loriedo，2002，第8页）。不同模型（这些模型，一方面可以粗略地定义为主要是系统化的，而另一方面可定义为认知—行为学派的）的广泛采用导致了许多学者，其中也包括分析师，将精神分析的危机提到了理论层面。尽管我并不打算考虑这个领域中具体的认识论问题，但是，我认为更正确的说法是，这是运用精神分析的模型的危机。究其原因，主要是现有的研究人员不足，特别是大学当中的研究人员严重缺乏，而受过适当训练的治疗师也很少，还有适合精神分析方法的科学研究方案不足。我们也可以说，首要的是精神分析协会的危机，这种协会的建立通常更多的是为了满足个人的需要（如声名、权力），而不是为了标志和捍卫真正的、根本的概念差别（Ellenberger，1970）。如果他们希望生存下来——甚至在坚持科学的信度这一问题面前——精神分析协会可能不再坚持逃避面对国际科学团体所采用的循证医学（Evidence Based Medicine，EBM）标准（Gabbard，2001）。然而，对于独立的每一个分析师而言，情况在某种程度上都是有所不同的，其能力和专业方面的成功仅仅部分取决于他们所属的那些协会。

但是在这种情况下，需要什么类型的心理治疗（什么样的治疗师）？在由弗洛伊德、荣格和其他先驱者们进行的心理治疗（治疗通常持续数月）和那些由他们的跟随者所进行的心理治疗（这些治疗不是持续数十年就是持续数年）之间，有哪些共同点？后者是不是反映了病人的特点［有前俄狄浦斯（pre-Oedipic）情结而不是俄狄浦斯（Oedipic）情结］？或者，恰恰相反，它们只是分析师这一方普遍存在的（前俄狄浦斯情结的）“对于纯粹的需要”的症状（Grunberger，1989）？

病人/治疗师二元关系的转换

大约半个世纪前，荣格就得出结论：从双鱼座时代到水瓶座时代的历程中，将会伴随着一些重大的变革——“心灵主导因素、原型以及‘神灵’的汇集中的变革”，而另一方面又伴随着起源于我们的宗教和文化传统的诸多象征的逐渐消失。他认为兄弟彼此仇视（该隐和亚伯、罗穆卢斯和瑞莫斯之间的敌意等等）的原型主题将会向“对立面的联合”让步，这样才能使意识的分化过程得以继续（Jung，1951，1958；Colonna，2002）。但是，当今科技社会的全球化市场的特征就是理性/工具思维占据了广泛的主导地位，这种理性/工具思维生产出极其丰富的意象（“媒介、电子、虚拟的和广告意象，而不是心灵意象”，诸如摄影、电影、电视、互联网等），它们将知识转化成“信息的大众传播”，甚至更多的是转化成“具体的视觉行为”。其结果是那些对立的事物被强加在一起，而未被统一起来。由于视觉意象相对于物体及其心理的意象占了上风，那么与象征有关的活动就被抑制了。于是，我们就看到了一个危险的“［非心理学化（depsychologization）的和非阿尼玛化（disanimazation）的］”过程的开始（Panepucci，2000，第43页）。这个过程会削弱（有时候称之为中止）那些特殊的心灵资源的激活，荣格称这些特殊的心灵资源为超越功能（transcendent function），倘若没有这个功能，心理分析场（analytic field）（由病人和医生所构成）就注定毫无成果，并无休无止地进行下去。

> 如果所有的时间都是永恒的现在，
> 那么所有的时间都不可赎回。
>
> ——T. S. 艾略特，《四首四重奏》，第4～5页

在许多的后果当中，我们还可以看到恋母情结在集体水平的蔓延，体现在要求舒适和享有权。在分析的水平上，它倾向于把病人/治疗师二分体从父/子范式（那些创立者严格限定的分析领域的特征）转换成母/子范式（这是其追随者们模糊了的界限的典型特征）。

> 于是海洋与陆地一片苍茫，
> 那是没有边际的水的世界。
>
> ——奥维德，《变形记》，I.，第291～292页

过分重视视觉意象的重要性削弱了超越功能，从临床的观点来看，这反过来会导致从病理形态构成来说，癔症［在这里，自我的防御机制采取置换（displacement）的形式］变成精神分裂症［其防御采取分裂（fragmentation）的形式］，然后变成边缘型人格障碍，而边缘型人格障碍的特

点就是不可调和的对立面之间的快速转化（其防御机制是贬低化/理想化，并且首要的是分裂和投射认同）。

边缘型人格障碍

今天，边缘型人格障碍比其他任何心理疾病都更能反映时代精神：它在内部的世界里重建了对象征性活动的抑制，导致外部世界的苦恼（Gullotta，2001）。人们不是把对立的事物统一起来，而是把对立的事物强拉在一起，在一个停留在当下的不受时间影响的世界里，这些对立的事物仍未得到整合，保持分裂的状态。

边缘型人格障碍的诊断，在 DSM—IV 中有具体的描述：

> 一种普遍的模式，以人际关系、自我意象和情绪的不稳定以及显著的冲动为特征，开始于成年早期，在各种情境中表现出来，如以下情况中的五种（或者更多）情况所表征的：
>
> （1）不顾一切地做出努力来逃避真实的或者想象出的被人遗弃的情形。注意：不包括标准五中涵盖的自杀倾向的或者自残式的行为方式。
>
> （2）一种不稳定的和紧张的人际关系模式，以极度理想化和极度贬低化相互交替为特征。
>
> （3）同一性障碍：自我意象或自我意识显著而持续地不稳定。
>
> （4）至少在两个方面表现出冲动性，且具有潜在的自我伤害（例如：消费、性、物质滥用、鲁莽驾驶、暴饮暴食）。注意：不包括标准五中涵盖的自杀倾向的和自残式的行为。
>
> （5）重复出现的自杀行为、姿势或威胁，或者自残行为。
>
> （6）由明显的心境反应引起的情绪不稳定（例如：强烈的烦躁不安、易激惹或者焦虑，通常持续数小时，只有很少的情况是持续几天的时间）。
>
> （7）长期的空虚感。
>
> （8）不恰当的极度愤怒，或者难以控制愤怒（例如：经常发脾气、持续愤怒、经常打架）。
>
> （9）短暂的、与应激有关的类似妄想的观念或严重的分离症状。

ICD—10 诊断标准中将边缘型人格障碍称为“情绪不稳定的困扰，边缘型的人格”。在肯定了情绪不稳定在诊断目的方面的关键重要性之后，ICD—10 进一步描述了边缘型人格的特征：

“一种明显的不计后果的冲动倾向，伴随着情绪不稳定。制订未来计划的能力非常低，激烈的怒火爆发通常导致暴力的或者‘爆发性的行为’。”当冲动的行为受到他人的批评或者阻止时，就很容易引发这样的情况。

就“情绪不稳定的困扰，边缘型的人格”而言，其痛苦表现在：

“各种各样的情绪不稳定的特征；主体的自我意象、主体所追求的目标以及主体的个人偏爱（包括性偏好在内）通常受到困扰或者不明晰。经常出现持续不断的内心空虚感。那些容易卷入紧张的和不稳定的关系之中的倾向会引发反复的情绪危机，并且与过度努力去逃避被遗弃、一系列的尝试自杀的行为或者自残行为有关（即使没有明显的诱发事件，这些情况也会发生）。”

边缘型人格障碍在普通人群中出现的几率为 2%，在临床人口中有 10%～20%被诊断为边缘型人格障碍，患者中约有 75%为女性。

边缘型人格障碍出现在青春期后期或者成年初期，就发病历程而言，尽管表现不同，但总体来说，在生命早期发病时较为严重，在成年期没有那么严重，在 40 岁之后病情会倾向稳定或者自行解决（见 DSM—Ⅳ，第 712 页）。有资料表明，重度抑郁障碍与边缘型人格障碍之间大约有 69%的重叠，而 3%～10%的患边缘型人格障碍的病人会自杀。

我的观点是，边缘型人格障碍以及那些能诊断为边缘型人格障碍的特征的心理现象（特别是情绪共振/投射认同，以及分裂等），不仅仅只是在人类中出现，还能以各种形式在其他哺乳动物中出现。对动物行为的观察已经充分运用到心理药理学研究当中（Gessa & Serra，1990）。

在不要求动物行为学派的效度的前提下，我想呈现一个观察的个案：

D 是一个即将进入青春期的英国籍少年，他的父母都属于乡村贵族，他们出于利益的需要，迫于家庭的压力而结合。

从婴儿早期开始，特殊的经济因素导致 D 被三个不同的家庭照看。然而，他总是不能满足收养他的家庭，特别是家族的主人的期望，因而总是导致他被送回他原来的家里。在家里，他继续等待一个合理的安排，但却越来越难以实现，因为他表现出许多令人厌烦的行为模式。如果单独一个人留在家里，D 就会体验到强烈的焦虑，他绝望地吼叫，叫声如此疯狂以至于会引起邻居的反应。尽管他从来不直接攻击和他生活在一起的人，但他损坏家具，把装饰品打成碎片。对于突如其来的噪音，他会表现出强烈的恐惧，他还不断地企图从家里逃跑。在他情绪激动的时候，他会小便失禁。

在2001年12月，D被寄养到第四个家庭里（这个家庭有一位父亲、一位母亲、一个十岁大的儿子和三个超过80岁的亲戚），这个家庭最初感兴趣的是收养一个婴儿。然而，与D的相遇却让他们对于D有了一种特殊的爱。他们将他带到一个中上层的生活环境中，一个重视理性多于感性的环境，一个特别注重外貌穿着和适当的行为举止的生活环境。由于忙于他们的工作与社交，因此这个家庭的父亲和母亲大多数时候都不在家。物质非常充裕，而父母能和孩子在一起的时间却非常少。而D，恰恰最需要的就是时间。在这个家庭的幻想中，D似乎注定要代替那个“不能遗忘的S”，S是一个苏格兰籍的被收养的女儿，前几年过早夭折了。S作为一个无法比拟的榜样不断在D的面前被提及，而他经常被“错叫”成她的名字。在圣诞节来临之际，他的问题行为的症状又表现出来了，并且发展到了极点，他从家里逃走了整整一夜。收养家庭的父母原先并没有考虑过千方百计去找他，甚至考虑不再收养他，将他送回他原来的家庭里。但在第二天早上，当D被他们的一个朋友带回来的时候——他偶然发现了正在街上徘徊、茫然和冷得发抖的D，他们发现自己竟然“莫名地被感动了”，最后还是重新接纳了他。

在圣诞节期间，父母有更多的时间和孩子待在一起，D似乎逐渐能适应这个家庭了，而且在家里找到了位置。但在此期间，由于行为举止不雅，导致了那个收养家庭在新年夜晚将他一个人留在了家里。当他们参加完一个联欢宴会和焰火表演回到家时，他们在家里竟然找不到他了。他们四处寻找他，但是根本找不到他的踪迹。一小时之后，他们终于发现了D，D从一个大约25英尺高的台阶上摔了下来，四根肋骨骨折，呼吸困难，而且几乎冻僵了。

当抢救他的时候，收养家庭的成员都感到了强烈的冲突与痛苦并存的情感。接下来的日子里，D的身体状况得到了改善，然而他的分离焦虑只改善了一点点。

“D”是一只一岁大的还不能狩猎的猎兔狗，“S”是一只苏格兰狗，那“收养的家庭”就是我自己的家庭。

边缘型人格障碍有时候会被明显的神经症症状所掩盖，例如，很多病人在第一次面谈的过程中会告诉我说他们容易“惊恐发作”。一些电视节目、流行杂志以及他们寻求帮助时急救中心的人员会给他们这样的称呼。然而，我曾经注意到，如果给予病人时间来描述他们的真实感受，“惊恐”只是一个非常笼统的标签，而隐藏在它背后的是愤怒、情绪不稳定、空虚感和绝望感，以及那些“强烈的烦躁不安、易激惹或者焦虑”，这些都出现在DSM—IV的诊断标准里。所以，“惊恐”的症状有效地表达了病人的要求的迫切性：病人不知道将来（不能有等待或者延迟），也没有过去（没有可以带来安慰的记忆）。病人所需要的就是此时此地的需要。

这种迫切的感受不仅通过言语，而且通过情绪传达给治疗师。而如果反移情没有得到充分的加工处理，可能会导致治疗师出现各种形式的“见诸行动”：开处方、讲得太多，或者更加严重地违背设置。当情感的共鸣作为特定的防御来使用时，这种情况就会发生。这种情感共鸣被克莱因称为“投射性认同”（Migliorati，2001），而且病人与治疗师的关系极易受它影响。

如果患有边缘型人格障碍的病人的渴望果真是要求得到立即满足的话，那么他们的满足总是而且只能是虚幻的：一旦得到满足它就消失得无影无踪，因为所寻求的客体存在于病人的时间感和觉察领域之外。它留下了一种令人绝望的空虚感。而另一方面，当那种满足没有实现的时候，渴望得到的客体（不管是内部的还是外部的，都没有区别）就会循环往复地由理想化的事物转变成无价值的事物，而分裂——制造出的客体要么全部都是好的，要么全都是坏的，没有中间状态——同时就会抑制病人的精神病的元素。在重要的人际关系当中，受边缘型人格障碍折磨的病人会想方设法去回避有条件的接纳，而有条件的接纳是成人之间的典型关系（条件是遵守个人契约的问题），其目的是为了重新获得无条件的接纳，而无条件的接纳是典型的母亲与孩子之间的关系。即使是在治疗关系当中，病人也会采取策略化的行为，让自己或刺激他人（总体的环境、朋友、亲戚、治疗师）去违反通过签订协议而设立的限制。

因此，病人/分析师之间必须清楚地签订协议，并且要小心地保护“治疗框架”（Clarkin，Yeomans & Kernberg，1999）。除了这样，没有其他的办法去确立和维持“分析师的可靠性”的地位，而这正是“治疗的基础："由于病人从童年时期母亲的照料中没有体验过这样的可靠性，他们必须第一次从分析师的行为中发现这样的可靠性并开始体验。"（Winnicott，1965，第 43 页）

用病原学术语来说，边缘型人格障碍最严重的形式可能与儿童幻觉能力的缺乏有关。在如此早的阶段幻觉能力就缺乏，以至于符号化功能的发展受到了阻碍或者极大的削弱（Freud，1911；Winnicott，1965）。同时，根据著名的 Kernberg 模型（1992），边缘型人格障碍似乎很典型地与发展过程中的一个危机有关，Mahler（1975）称这一发展阶段为"分离—自性化"阶段的次要阶段（出生第 16 个月到第 30 个月）。这一危机导致个体将他们做出的与母亲分离的尝试，看成是与生俱来的使母亲消失的力量，这样会导致他们主观上不能够忍受孤独，由此担心被重要人物抛弃的种种可能性。对客体知觉的稳定性不充分，而主体从未学会将好的和坏的意象整合起来，或者是自性，或者是他者，因此它们保持分裂的状态，不能同时表征。

沙盘游戏在边缘型人格障碍治疗中的应用

遭受边缘型人格障碍折磨的病人，在获得对情绪和意象的复杂性的有意识觉察方面，体验到了困难，因为情绪和意象是以分裂的状态呈现的，而这一困难又因我们的文化在象征主义领域集体的贫瘠而加剧了。这使得我们在治疗患有边缘型人格障碍病人的过程中很难有效地利用心理分析，因此建议使用分析技术，并辅以精神药物治疗，这样能最大地激发象征表现，而且通过这种方法，也能够促进对立物的整合过程，通过超越功能来实现。

在这些心理分析技术当中，沙盘游戏治疗承担着一种特别的角色。沙盘游戏能使内部世界的表征以同样的条件在沙盘中汇聚：它有能力为高度未整合的或者结构松散的无意识内容，带来视觉化的效果，并提供进行识别的条件。沙盘游戏也为那些无法用言语来表达自己痛苦的人们提供了一种可能的语言（Montecchi，1993，第 24 页；Montecchi，2000，第 XIV 页；Ammann，1989，第 10～11 页）。在卡尔夫（1966）和 Montecchi（1993）所描述的方法中，治疗师精心地对病人的沙盘创造进行结构性的和/或基于内容的解释，但通常会克制自己，不去向病人传达这种解释（"无声的解释"）。

根据荣格提出的著名的炼金术模型（1946，第 228 页），在沙盘游戏治疗中，心理功能模型的突出表现是初始过程的典型特点（Freud，1911），它既需要病人的投入，也需要分析师的投入（如图 2—1 所示）。

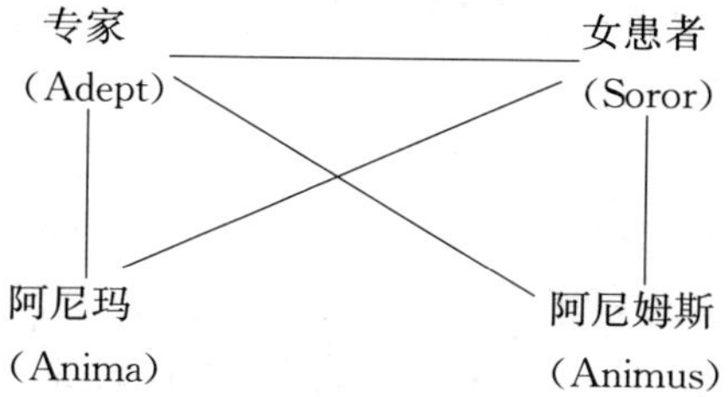

图 2—1

荣格将这些水平的沟通看成是神秘参与（participation mystique）的形式；他选择了“情绪传染”（emotional contagion）、“个人污染”（personal contamination）和“心灵感染”（psychic infection）等隐喻来表达分析师与病人之间可能无法控制的移情/反移情的互动（1935，第 57、148 页）。

就实现这种形式的沟通的途径而言，即使是在无声解释的情形当中（在我看来，无声的解释才是沙盘游戏治疗的真正动力），回到准心灵（psychoid）过程的概念会是有用的（Jung，1947—1954，第 195～196 页），或者是回到心灵与物质之间的中间物的概念也是有用的，而要达到这种心灵与物质的中间状态，可以通过冥想的方式影响身体内部和外部：“这能够发生，因为人类的心灵不是由物质禁锢的，相反，心灵能主宰物质。”（Von Franz，1988，第 144～145 页）

因此，沙盘游戏治疗是一种特殊的分析工具，只能由专业的分析师正确地使用。这些分析师必须受过专业的训练，而且能够处理移情和反移情的复杂问题，而移情与反移情现象是因为在病人/治疗师二元体中激活了前言语的和非言语水平的沟通而导致的，这种前言语和非言语水平的沟通是最深层水平的沟通。分析师的无声解释起着建立秩序的作用，如果没有分析师的无声解释，沙盘中创造出的意象很可能停留在简单的符号水平，没有开启象征化的过程：超越功能仍然受到抑制，在沙中所创造的意象会加重分裂的机制，并激活危险的碎片化的过程（processes of fragmentation），并且它们对病人/治疗师二元体的影响将没有得到控制且无法控制（见：Jung，1935，第 148 页）。

临床个案

即使是在边缘型人格障碍的个案中，在沙盘中构建的意象也会立刻揭示出主要由病人的自我（ego）所使用的防御机制。把这一点记在心里，接下来我想讨论一下我的一位女病人创造的一些沙盘。

由于对一个完整的临床个案的探讨超出本文的意图，我们在这里的评论将限于意象的形式方面，因此会忽略一些特定的主题，这些主题被视为有效治疗的基础，因为它们直接与移情、反移情（Sedgwick，1995）和象征有关。这样的主题如何出现在分析场中，以及如何把握和理解这些主题，必须总是根据病人和分析师的心理类型来看待："最后但同样重要的一点是，（心理类型学）是决定从业的心理学家的'个人方程式（personal equation）'的本质途径，只有当他能够区分主要功能和次要功能时，他在处理病人的问题时，才能避免犯许多严重的错误。"（Jung，1921，第555页）

F是一位年轻的女大学生，23岁，独生女。在儿童时代，她目睹了父母之间频繁的争吵，还有她母亲相当多的性乱行为。她母亲还是一个酒鬼。在她五六岁时，有一天晚上，她父亲外出工作，F警觉地听到了不寻常的声音，这使她想去母亲的卧室看看。在大厅里，她看到了一个不认识的男人，那男人一意识到他被发现了之后便立刻溜走了。她尖叫着，并要求母亲给她一个解释。她母亲回答："没什么。你什么也没看见。"从那时起，她和她母亲的关系便变得相当抵触。

在16岁时，F住进了一家精神病院，她在看到了"一个令人叹为观止的美丽日落"之后，陷入了紧张症发作当中。就在那一次，她服用了精神药物来治疗，并被诊断为患有边缘型人格障碍。

目前她的症状有：令人无法忍受的空虚感，因人格解体和现实感丧失带来的阵阵痛苦，极度的焦虑，情绪不稳定伴随有无法克制的狂怒，不能够忍受被遗弃，即使是一个几乎毫不相关的人的离开，严重的性乱行为。她清楚地知道自己利用性作为"留住"别人的一种手段。

沙盘建构的全部图片，从病人选择着手的那个位置看，清楚地表现了防御机制的运作，例如分裂的（图2—2和图2—6）、理想化（图2—4和图2—5）和贬低/理想化（图2—3和图2—7）。

另一方面，图2—8标志着与抑郁和牺牲有关的内容的首次出现，即使是孤立的（装满了血的袋子），但还有替代母亲的关爱的主题（母狼、袋鼠、摇篮、浴缸）。在所有的沙盘建构过程中，分析师都坐在沙盘的左上角位置。

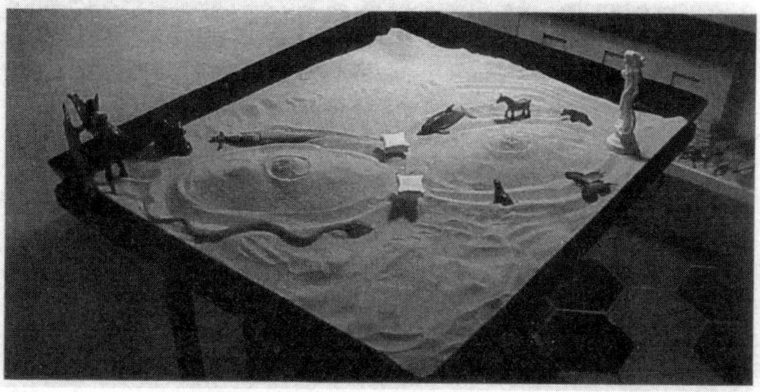

图 2—2

这是F的第一个沙盘。她沿着对角线从左下角到右上角构建她的沙盘。她在沙盘里塑造了两个乳房的形状。左下角放了一个红色的女性魔鬼，和一只爪子里抓着一个地球仪的恐龙。在右上角，有一个从海洋中显现出来的阿芙罗狄蒂的石膏像。在乳房的周围放了几样东西，好像在围绕着乳房：围绕左边乳房的有一把匕首、一条大毒蛇；围绕右边乳房的有一条海豚、一匹卸下了马鞍的马、一头豺狼、一只海豹和一只蝴蝶。乳房，用克莱因式的术语来说（1935，第321～325页；1952，第461～462页），是好的和坏的部分客体的原型，它们是分离的（一个从另一个分离），被位于两个塑料制成的柱顶之间的珍珠隔开了。

在面谈的过程中，我感到很虚弱、有气无力、昏昏欲睡，空虚而疲惫不堪。当我问自己下面一些问题时，那种有气无力的感觉消失了："这些乳房是属于谁的？它们提供了怎样的乳汁？在喂哺谁，谁正在哺乳？是不是吮吸会帮助妈妈入睡，由此作为促进妈妈哺乳的一种手段？或者目标是想用好的乳房来哺乳，而远离坏的乳房？"

当我读了荣格以下这些非凡的思想后，那不舒服的感觉（通常标志着投射性认同的出现）有了更加明确的意义：

既然共情，就如同抽象一样，是一种意识行为，而无意识投射又先于抽象，那么我们可以合理地探寻，是否无意识的行为并不一定先于共情而出现。由于共情的实质是主观内容的投射，随之而来的是，那一先行的无意识行为必定是它的对立物——客体的中立化，导致它无法运行。通过这种方式，客体被掏空了，也就是说，它的自发的活动被剥夺了，因此成为主观内容的合适容器。……由于无意识行为先于共情而出现，结果就导致客体的统治权被削弱，或者说它被过度补偿了，因为主体立刻获得了对客体的支配地位。这只能是无意识地发生，尽管无意识的幻想贬低或削弱客体，或增强主体的价值和重要性(Jung，1921，第 292～293 页)。

下面我们就能够理解分裂、贬低、理想化与投射性自我认同之间的相关性了。

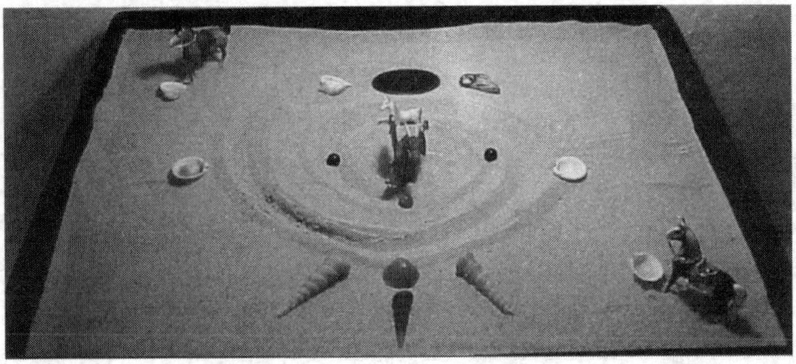

图 2—3

在顺时针旋涡的中心，是一条红色的龙（龙的主题在图 2—2、图 2—5、图 2—6 的沙画中也出现过)，围绕着龙有一个圆圈，中间有一匹卸下了马鞍的马，部分陷入了沙中（这在图 2—2、图 2—5、图 2—6 中也出现过)，还有三颗玻璃弹珠（两颗黑色，一颗红色)。在旋涡的外边缘，左边和右边各有一只贝壳，在旋涡的上方，一只椭圆形的盾位于两个贝壳之间，旋涡的下方有四只贝壳。

在沙盘的中央我们能辨认出一条横向的线，这条线几乎把两只贝壳、玻璃弹珠和龙联结了在一起（在图 2—8 中也能发现相同的线)。

在沙盘的左上角有匹配了鞍的红棕色的马和一只贝壳，在右下角有匹配了鞍的斑点马（见图 2—5）和一只贝壳。

旋涡是以顺时针方向展开的，形成了一个问号的形状。在旋涡的中心，有个带翅膀的小仙女。沿着旋涡的路径有：一只黑白相间的兔子、一头小白熊和两头棕色的熊，其中一只正和一只蝴蝶玩耍（图

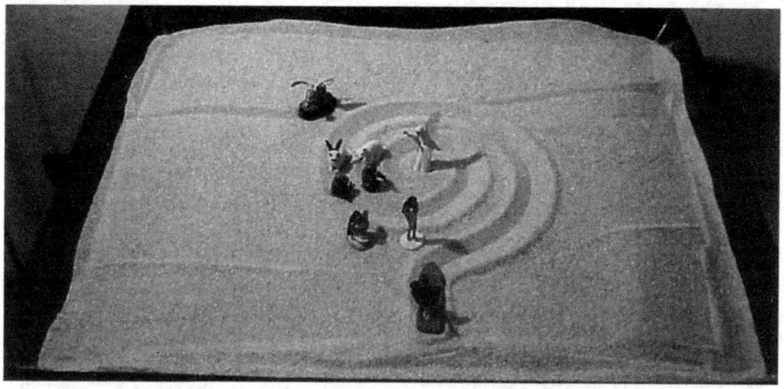

图 2—4

2—2 中也有蝴蝶），还有三个印第安女孩（《风中奇缘》中的印第安女孩）。在左上方有一只长翅膀的老虎。

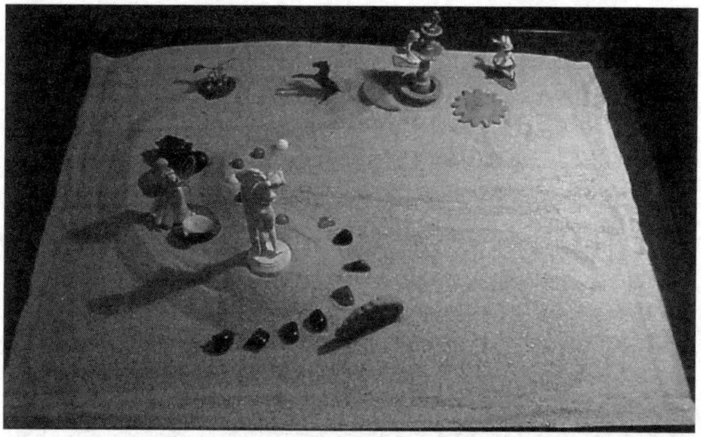

图 2—5

一条壕沟弯向了右方，它的部分边缘有彩色的玻璃珠，沿着壕沟摆的沙具有：太阳与月亮结合在一起的雕像、一个维纳斯的塑像（见图 2—2 和图 2—6）、一位带着贝壳的异教徒女祭司、一条龙（在图 2—2 的沙盘中已经用过了）、一头长有翅膀的老虎（见图 2—4）、一匹抬起头配鞍的黑马、一个喷泉、顶上有爱神丘比特、一位日本艺伎、爱丽斯、月神和太阳神。

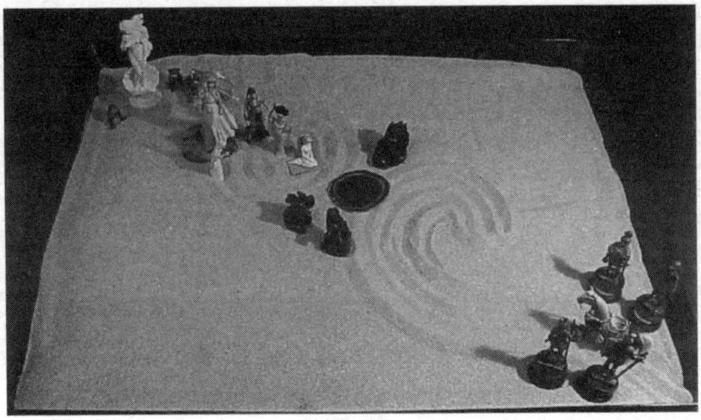

图 2—6

F 沿着从左上角到右下角的对角线画了两个旋涡，在第一个旋涡里有一个女巫（即大力神之妻得伊阿尼拉）、一个小女仆和一个日本艺伎（在图 2—5 的沙盘中已经有了）、一个异教徒的女祭司（见图 2—5）、一个带翅膀的小仙女（见图 2—4）、阿芙罗狄特的雕像（见图 2—2）、一只松鼠、一只树袋熊、一块蓝色的水晶（“喷泉头”），旁边坐着两只大象和一条龙（见图 2—2 和图 2—3）。

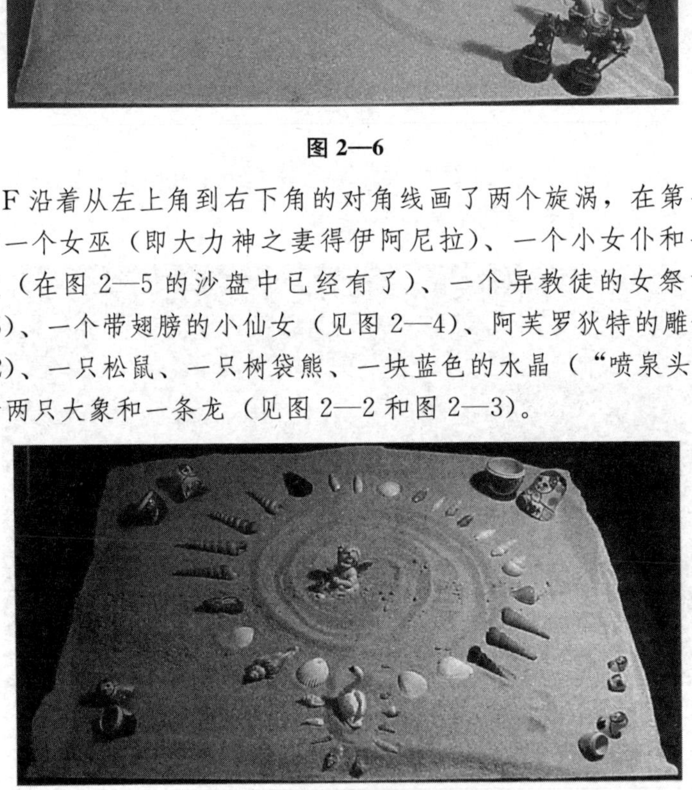

图 2—7

一个以问号形状（见图 2—7）出现的顺时针的旋涡，在它的中央有：一位小天使、一个未拆开的俄罗斯许愿娃娃、一只贝壳。整个旋涡都被另外的 25 只贝壳包围着。

在沙盘下方中心位置，即问号的底部，有一只天鹅，被 9 只比前面的贝壳稍小的贝壳包围着。

在沙盘的左上角、左下角和右上角，每一个角落都有一个拆开的俄罗斯许愿娃娃，右下角有两个较小的俄罗斯娃娃，同样也是拆开来一分为二的。

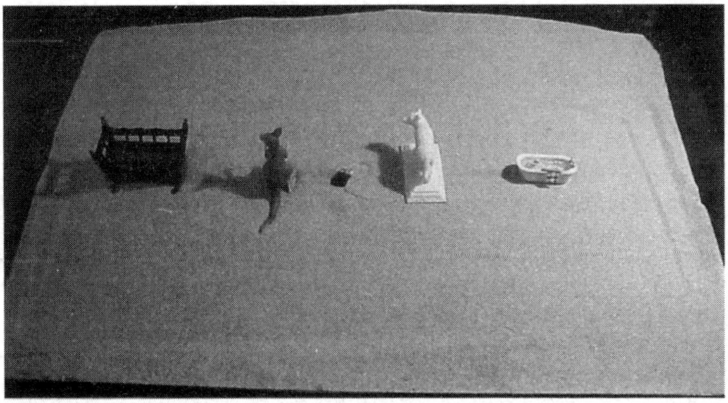

图 2—8

在沙盘的中间有一条横向的线（在图 2—6 中能发现同样的线）。沿着这条线从左到右有：一只摇篮、一只袋里装着小袋鼠的母袋鼠、一个装着血的袋子（见图 2—6 中的龙）、一头古罗马丘比特神殿中的母狼、一个装有水的浴缸，上面浮着一只小天鹅。

母狼和袋鼠都是朝向分析师的。

在治疗的过程当中，沙盘逐渐变成了 F 能够同时表征母爱与遗弃、得到与失去、相遇与分离的地方。病人所表征的行为与她习惯的刻板行为逐渐分离。之前，她缺乏一个能够给她带来温馨回忆的过去，也缺乏一个满怀希望的未来；现在，她的时间不再停留在现在而缺乏所有其他的维度。她孤寂悲凉的感受因此开始转化为对过去的怀念。

落叶飘过窗边
那是红色与金色的秋叶
我看见了你的双唇，那夏天的吻
那双我曾紧握的被阳光灼伤的手
自你离去，日子变得漫长
不久我将会听到，那首冬日的老歌

但亲爱的，我最想念你
当秋叶开始飘落

纳京高，《秋叶》

（张　敏　叶莲肖　刘建新　译）

参考文献

R. Ammann, *Heilende Bilder der Seele: das Sandspiel der schopferischeWeg der Personlichkeitsentwicklung*, Kosel-Verlag, München, 1989.

A. P. A., *DSM—IV Diagnostic and Statistical Manual of Mental Disorders*, American Psychiatric Association, Washington, DC, 1995.

M. Boyle, *Schizophrenia. A scientific delusion?* Routledge, London, 1990.

J. F. Clarkin, F. E. Yeomans & O. F. Kernberg, *Psychotherapy for the Borderline Personality*, John Wiley & Sons, New York, 1999.

M. T. Colonna, "Grandi domande e risposte del nostro tempo," in "*Sogni di una nuova era*," *Rivista di Psicologia Analitica*, 2000, n. 9, 61.

T. S. Eliot, "Four Quartets," *Collected Poems* 1909—1962, Faber and Faber, London, 1936—1942.

H. F. Ellenberger, *The Discovery of the Unconscious. The History and Evolution of Dynamic Psychiatry*, Basic Books, New York, 1970.

S. Freud, *Formulierungen über die zwei Prinzipien des psychischen Geschehens* (1911), GW VIII, sechste Auflage, S. Fischer Verlag, Frankfurt am Main, 1973.

G. O. Gabbard, *Psychodynamic Psychiatry in Clinical Practice. The DSM—IV Edition*, American Psychiatric Press, Washington, DC, 1994.

G. O. Gabbard & E. P. Lester, *Boundaries and Boundary Violations in Psychoanalysis*, Basic Books, New York, 1995.

G. O. Gabbard, "Empirical Evidence and Psychotherapy: A Growing Scientific Base," *Am J Psychiatry* 2001, 158: 1, pp. 1～3.

G. L. Gessa & G. Serra, *Psicofarmacologia*, Masson, Milan, 1990.

B. Grunberger, *Narcisse et Anubis. Essais psychanalytique*, Editions des femmes, Paris, 1989.

C. Gullotta, "Evoluzione dell' orizzonte di coscienza attraverso l' esperienza del limite," *Studi Junghiani*, Rome, FrancoAngeli, 2001, 14, pp. 7～20.

P. Hoch & P. Polatin, "Pseudoneurotic forms of schizophrenia," *Psychiatric Quar-*

terly 23 (1949): 248～276.

C. G. Jung, *Psychological Types*, CW vol. 6, Princeton University Press, Princeton, 1921.

C. G. Jung, *Analytical Psychology: Its Theory and Practice; The Tavistock Lectures*, CW vol. 18, Princeton University Press, Princeton, 1935.

C. G. Jung, *The Psychology of the Transference*, CW vol. 16, Princeton University Press, Princeton, 1946.

C. G. Jung, *Aion: Researches into the Phenornenology of the Self*, CW vol. 9, part II, Princeton University Press, Princeton, 1951.

C. G. Jung, *On the Nature of the Psyche*, CW vol. 8, Princeton University Press, Princeton, 1947—1954.

C. G. Jung, *The Transcendent Function*, CW vol. 8, Princeton University Press, Princeton, 1916—1958.

C. G. Jung, *Flying Saucers: A Modern Myth of Things Seen in the Skies*, CW vol. 10, Princeton University Press, Princeton, 1958.

D. M. Kalff, *Sandspiel*, Rascher Verlag, Zurich, 1966.

O. F. Kernberg, *Aggression in Personality Disorders and Perversions*, Yale University Press, New Haven, CT, 1992.

M. Klein, *A Contribution to the Psychogenesis of Manic-Depressive States* (1935), In R. Money-Kyrle (Ed.) *The writings of Melanie Klein*, The Free Press, New York, 1984, Vol. I, pp. 262～289.

M. Klein, *Some Theoretical Conclusions Regarding the Emotional Life of the Infant* (1952), In*Envy, Gratitude and Other Works*. Hogarth Press, London, 1946—1963, pp. 61～93.

J. D. Lichtenberg, F. M. Lachmann & J. L. Fosshage, *Self and Motivational Systems. Towards a theory of psychoanalytic technique*, The Analytic Press, Hillsdale, NJ, 1992.

C. Loriedo, "Prefazione," in: C. Loriedo, G. Nardone, P. Watzlawich & J. K. Zeig, *Strategie e stratagemmi della psicoterapia*, FrancoAngeli, Rome, 2002.

M. S. Mahler, F. Pine & A. Bergman, *The Psychological Birth of the Human Infant. Symbiosis and Individuation*, Basic Books, New York, 1975.

M. Maj, "Critique of the DSM—IV operational diagnostic criteria for schizophrenia," *British Journal of Psychiatry* 172 (1998): 458～460.

P. Migliorati, "Dal Faust al Doctor Faustus: una sfida impossibile?" *Studi Junghiani*, FrancoAngeli, Rome, 14 (2001): pp. 21～40.

F. Montecchi, *Giocando con la sabbia. La psicoterapia con bambini e adolescenti e la sand play therapy*, FrancoAngeli, Milan, 1993.

F. Montecchi, *Giocando con la sabbia. La psicoterapia con bambini e adolescenti e la "sand play therapy,"* Franco Angeli, Milano, 1993.

F. Montecchi, Preface to the Italian edition (2000) of Ammann R. (1989), *Heilend Bilder der Seele: das Sandspiel der schopferische Wegder Personlichkeitsentwicklung*. Italian translation: *Sandplay: immagini che curano trasformano. Una via creativa per lo sviluppo della personalita*, Vivarium, Milan, 2000.

G. C. Nivoli, *La patologia mentale del terapeuta e la patologia mentaledel paziente: incontri e scontri*, Hippocrates, Milan, 2001.

Ovidio (3—8), *Metamorphoses*, translated by Sir Samuel Garth, John Dryden, et al.

A. Panepucci, "Vivere senzasimboli," in "Sogni di una nuova era," *Rivista di Psicologia Analitica*, 2000, n. 9, 61.

Rossi, M. Monti & Stanghellini G. (Eds.) *Psicopatologia della schizofrenia. Prospettive metodologiche e cliniche*, Cortina, Milan, 1999.

H. F. Searles, *Transitional Phenomena and Therapeutic Symbiosis* (1976), In H. F. Searles, *Countertransference and Related Subjects*, International Universities Press, Madison, CT, 1979.

D. Sedgwick, *The Wounded Healer: Countertransference from a Jungian Perspective*, Routledge, London, 1995.

M. L. von Franz, *The Inferior Function* (1971), In J. Hillman, *Lectures on Jung's typology*, Spring Publications, Irving, Texas, 1979.

M. L. von Franz, *Psyche und Materie*, Daimon Verlag, Einsiedeln, 1988.

D. W. Winnicott, *The Maturational Process and the Facilitating Environment. Studies in the Theory of Emotional Development*, International Universities Press, New York, 1965.

W. H. O., *The ICD—10. Classification of Mental and Behavioural Disorders: clinical descriptions and diagnostic guidelines*, World Health Organization, Geneve, 1992.

L. Zoja, *Coltivare I' anima* (1999), Moretti & Vitali, Bergamo, 2001.

第三章　物质与心灵：一种可行的疗法

安德瑞纳·纳瓦恩

32 年前，我开始采用沙盘游戏疗法来工作。我的培训是由多拉·卡尔夫来指导的。随着时光的流逝，沙盘游戏已经成为我的心理分析培训中不可或缺的一部分，同时也是我作为治疗师的实践中不可缺少的部分，而我的沙盘游戏治疗的经验也越来越丰富，并且得到了进一步的发展。

在过去的几年里，我特别关注有关原初关系（primary relationship）和发展的最初几年等问题，同时关注这类问题与沙盘游戏进入治疗的时刻之间的联系，以及病人怎样去触碰沙子、处理沙子，怎样把沙子捧在手里，同时又让沙子从指缝间溜走。我特别对没有使用物体或沙具的沙盘造型感兴趣，在这样的沙盘建构中，沙子本身——不论湿沙还是干沙——呈现出一种原始物质的含义。

我们知道，个体的本性，即个体存在的方式，以及他或她与世界发生联系的方式，深深地打上了其存在的早期阶段的烙痕。我们也知道，在其一生的发展历程中，个体总是带有一个唯一的、独特的印记，充满了意义，它不断地改变着个体和个体的生活。正是这种经历，这种标志着人类的印记，是我们所有的病人——不论其年龄、种族、症状或病理症状——通过他们的痛苦呈现给我们的。

但是，甚至就在我对没有使用物体或沙具的沙盘游戏意象开始进行反思之前，我对于这些主题的想法就已经有了一个出发点，那时我在观察一个被领养的孩子做最后一次面谈时所作的一幅画，那幅画意义深远，它是一个褐色鸡蛋的意象，有着泥土的颜色（由多种颜色混合而成），或者，也可以说是一种肉桂色（这是在治疗过程中涌现的一个重要元素）。它显示出治疗关系如何在退行（regression）当中，激活了极为深入的层次上的联系。它给人一种面对天然物质的象征意义的感觉，就像是一种体验的最初的和最基本的参照点，这种体验在已经变得可以触摸、令人安慰的条件下扎下了根。对治疗师来说，它还说明了对身体和心灵的协同作用的知觉，对人类个体的绝对独特性的知觉，这一人类个体拥有物质构成的身体，同时又能够通过容纳和识别，在持续不断的创造历程中开启心灵的大门。

在我们工作的最后阶段，这个病人（12 岁）在面谈时经常带一些肉桂棒来。他想让我们一起品尝，即使他同时也提到肉桂可能是有毒的。

分析师：如果肉桂有毒的话，你认为草药商还会卖它吗？

儿童：不会，我并没有这样认为。

分析师：那么我们就能发现它的味道如何了。

儿童：肉桂燃烧起来像胡椒，但是……学习一些新东西是需要做出牺牲的。

分析师：也许那就是为什么“不要独自一人待着非常重要”的原因了，因为你可以谈谈发生了什么。

儿童：我必须找出肉桂来自哪里。

这次会面后这个男孩表现出想要结束治疗的迹象。在接下来的一次面谈中，他首先把一个小孩（一个玩具娃娃）和一只猴子一起放入一个大箱子里。这只猴子曾被人遗弃，他把它救回来并饲养在治疗室里。就在那一次，他第一次提出要用刷子和颜料绘画（图 3—1）。

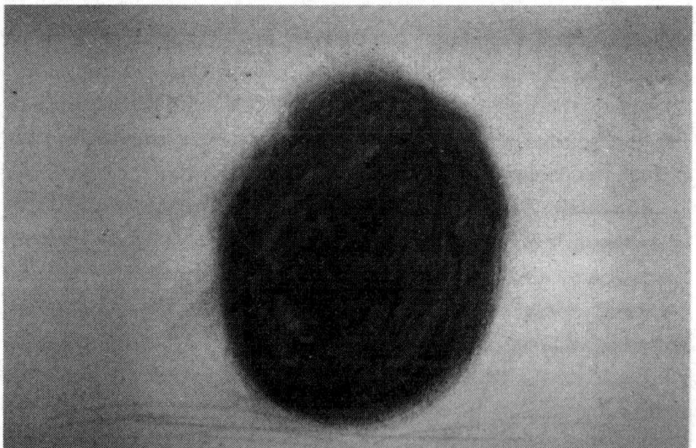

图 3—1

于是一只肉桂色的鸡蛋在一张白纸上渐渐成形——一开始是悬在空中的，到后来就立在速写线条勾画的地面上了。这只鸡蛋出现在接纳与保护的空间，表明这个孩子发现了他的无意识的根源，以及他与它们之间的联系与面对。这一重要的发现和他的生命本身一样珍贵，因此，像这么宝贵的东西必须保护起来并永久存放在一个安全的容器当中。完成这幅画后这个孩子曾说："这个应该存放在博物馆里。"

共同分享风险、恐惧、勇气，发现肉桂的味道——辛辣而非甘甜，那些未曾品尝过肉桂的人是无法想象的，这些都有可能产生联合的体验。存放这幅画的博物馆，是为了提供一个空间使得它能被亲眼目睹，而这一举动的意义在于它转化成了一种归属的体验。

原初物体的表征因此将以鸡蛋的形式保存在博物馆中，当病人与它分开之后，它将继续在场，因为现在它已是自性的一部分，就像是在一台织布机上，它最终有可能开始编织动态的关系，而这种编织的方式是以往从未曾预见过的。

伊曼纽尔[①]不再是孩子无根的碎片。他最终认识到了自身的价值、自身的独特性，他不仅仅在治疗设置的象征性空间中发现了这一点，还在其他的空间中发现了自己的价值和独特性，在那个空间里，他的亲生父母——尽管我们俩都不认识他们——总是能够得到他的接纳和认同。

在退行的过程中能够触及那些积极的原型形式和能量，在这些原型形式和能量的基础上，物种可以在一个未曾分化的层级上滋养自己，而个体只有在一种完全聚焦于自身的计划当中[②]受到了保护和包容之后，才能接触并整合这些原型形式和能量。

现在我逐渐清晰地看到，有些病人感觉到有一种放弃自己的需要，把自己完全交付给一种没有言语的体验，通过沙子来表达。他们只有通过动作和印痕才能传达这种体验，似乎回到了从前，去发现并尽力重新创建感觉、身体和运动的创作的最初形式，不去管任何具体的意义。他们用原初的物质来塑形并表征这一创作，使之达到和身体动作同样的水平，也可以说这些感受和动作的印象——这些无言的符号只有通过共情才能够理解——在它们涌现的那一刻就已被接纳。这些病人发现有可能开始给这些未曾说出的、没有形状的以及事物的另一面，提供空间并予以认可，而这些事物的另一面一直处于被封闭、被压抑的状态，并且被剥夺了所有的滋养。他们已开始想象能够接触和思考它的可能性，能够读到它古老而关键的故事的可能性。这标志着一种体验的开始，分析师和病人可以共享这一

① Emanuele，意大利的一个著名景点。——译者注

② 指心理治疗。——译者注

体验，一种朝向整合的动力的开启，对自性与世界的最初体验，以及对原初的自性（original Self）的体验。

我们知道，在治疗情境中发生的任何事情都是有意义的。因此，当病人触摸、处理和摆弄沙子的时候，我们必须接受这一事实，即我们也许并不理解那些举动的含义。我们可能谈及一种紧张的状态，甚至是痛苦的状态，但是我们身处一种体验当中，这一体验要求具备一定的洞察力、耐心和毅力。我们处在一种防御形式面前，这种防御会把细微的和看起来莫名其妙的小事转变成非常重要的大事，转变成需要在自由和受保护的空间里贮存和被保护的事物，以免它再度坠入无意识的囹圄之中。

承认以上这些是非常重要的，但更为重要的是要认识到仅有这些还是不够的。必须把觉察与共情视为更为复杂的治疗体验的前提，这一体验就是针对我们的反移情来做工作，需要按照心理分析的方法来组织治疗，同时也能够采用心理分析的方法，而这正是荣格学派治疗方法的基本工具。

于是沙盘变成了治疗情境当中的另一个情境，通过沙盘而表达的事物除了充满领悟的自发展现之外，还呈现出其他的特性：事实上它所表达的是一种完全的分析体验，以及对这一体验的可行的反思。

塞尔思（Searles）曾写道："……在走向成熟或是治愈康复的分析过程当中，是不可能排除感受到的事物的；正相反，你可以更自由地体验到各种情绪和感受。"我赞同她的观点。

所以，对无意识的关注不仅要指向病人的无意识，而且还要指向治疗师的无意识。我们知道，倾听、紧张和关注可以激活分析关系领域中的情绪，这是一个空间与在场都有着严格标准的领域，因此不断有可能来提供包容与接纳，也能够提供加工和复原（restitution）。

同样，你必须记住退行（regression）也是一种暂时的状态，但尽管如此，退行可能还是会一次再一次地回到治疗过程当中，决定我们听到了什么，同时决定我们看到了什么。另外，还有必要对"距离"和"认同"（identification）进行反思，要记住认同是一种了解的途径，却伴随着"融合"（fusion）的危险，在这种情形下，治疗师的主体性必须受到保护。

记得在某几次面谈中我感觉自己陷入了无穷无尽的沉默当中，空空如也，甚至连寂静的声音都不存在，似乎面对着一种原始的物质。这是一种与事物的开端相连结的现象，同时伴随着参考点（points of reference）的缺失。那种感觉就像是在面对以前从未研究过的全新的事物，而如果这一新事物的成长和展示的过程没有得到防御的话，它很有可能会变得灰心丧气而逃之夭夭。

下面一系列的沙盘意象来自一位38岁的年轻女士的个案。

一天，一个对我来说完全陌生的女士的声音在我的录音电话上留下了一个号码："264789。"她没再说什么，并且语调仓促，几乎是一种恼怒的声音。

真有点惊奇，我想，"这可能吗?"我答道，"很明显是的。"

我有点反应过度，决定不去处理一个以那种语气打进我办公室的电话号码。但我也知道，这肯定会唤起一些我无法回避的意象。

我必须说明，在当时，如果来电者想要我回电话的话，我的录音电话机会要求他们留个号码。上面我们探讨的这位女士似乎把她整个人合成为一个电话号码，或者说她向人介绍自己时，就好像自己只是一个号码。这让我回忆起残酷而难忘的往事，还有一种致命的贬低感，甚至更糟的是让我回想起人格解体（depersonalization）和自我排斥，这就是我之所以决定不让自己被如此傲慢的态度影响的原因。所以，我等待着。

过了一会儿，又来了第二个请求，话语如第一次一样简洁。很明显，"电话号码"女士想预约并希望我回电。

在第二次的电话当中，来电者的傲慢带来的影响减弱了许多。事实上它引发了这样的意象：一个小孩用小手偷偷地扔了一块石头之后，立即把她的手藏了起来，期待着即刻会有什么反应。

我告诉自己这并不是容易处理的个案。但对这想做一次游戏的要求作出评估的唯一途径就是以对待孩子的方式来处理，也就是说通过玩游戏来对待：

"谁有可能扔了那块石头？我想我会去找到她的……"

"她会在哪儿呢？她不在这儿，也不在那儿……"

于是这个孩子从她的藏身之处跑出来，充满了喜悦、惊奇和天真，大声叫道：

"是我！我在这儿。"

于是：

"现在我捉到你了……"

只有到那时，才能看到初步的一些行动；只有到那时，才是真正的起步，游戏开始了！

事实上，不久后，她在说出电话号码之前，先说了自己的名字，并提出了预约的要求，但她的语气依然不带个人情感，非常冷漠。但游戏现在已经开始，并且有了可以进行游戏的空间，搭档也已经做好了游戏的准备。

我在写本文的过程中，记起了多拉·卡尔夫对儿童躲藏行为的评估——例如，他们按响门铃然后迅速逃离视线，或者他们想要玩捉迷藏。有时候他们让特定的人物来玩这样的游戏，或者把这些人物沙具和其他的东西藏在一起，甚至藏在治疗室的沙盘里，看起来它们好像消失了，其实仍然在那儿。为了找到它们，有时必须玩一下猜谜游戏，或者通过搜寻把它们给找出来。多拉·卡尔夫认为这些躲藏的游戏，是自性的姿态，是一种想要别人关注自己、寻找自己、发现自己的表现，去发现那些没有按应有的方式表达和不能表达的所有隐藏的东西，去寻找那些藏于自身之外，但只要能发现就能重新给自己以平静和安全的所有的好东西。多拉·卡尔夫一直把这种症状看作自性这一方第一次采取主动，是一种朝向对立面的整合和分裂面得以治愈的潜能。

这位年轻的女士正因严重的关系问题而倍感痛苦。在她看来，所有的东西——包括她的分析师——都可以按照需要而随时抛弃。这似乎能为她带来对生活采取严格控制的可能性，在她的生活当中，只有工作以及毫无感情可言的性活动。

对于她，就像在其他类似的案例中（病态自恋、同一性危机、领养）一样，治疗的第一次面谈只使用语言来描述、叙说和批评——言词似乎占据了面谈的所有空间，占据了病人的所有情绪和分裂的意象。

在这种情况下，沙盘游戏是被奚落的对象：它被视为孩子们的娱乐游戏，而如果成年人使用的话，会是非常愚蠢的。

有一段时间，我发现我处理的一些行为，在恼人的挑衅与诱惑的态度之间摇摆不定。例如，有时候发生的情形是我打开门，看到的是一张几乎遮住了站在它后面的大半个人的报纸（病人的个儿不高），而只有当她读完她所感兴趣的内容后，她才把报纸叠起来。或者，我打开门时可能会发现自己正面对着一支硕大的、花哨的黄色冰淇淋蛋筒，而她会旁若无人地舔这支冰淇淋，直到把它吃完。

一旦她坐在属于她的椅子上，她几乎总会脱掉鞋子，伴随着这一举动的是孩子般天真的、道歉的微笑，好像在说“对不起”，但尽管如此，她还是我行我素，毫不犹豫。

她的挑衅让我感到不安，感觉就像有重拳打在身体上，有时似乎难以承受。然而就在那些时刻，那个躲起来了的小孩的意象——很可能还在流着眼泪——就会出现：孩子开始玩攻击性的游戏，随后能够说没有人真正关心过她，似乎她从未被人看到过，因此也从未被人找寻过。这是一个过早自立的孩子的意象，在很早就被遗弃后，她迅速成长，但不管发生过什么，她仍然在等待着，绝望地等待着。

有一天她讲述了自己的一个梦，对此我猝不及防，这几乎就是对我的一个挑战，而这在我对她的处境的体验中，是一个转折点。

病人梦中发现自己走在一条街道上，街的两旁是没有墙壁的透明房子。在一些房子里，发生的是一些无趣的家庭场景。在其他的房子里，一些奇怪的生灵——也许来自另外的世界——正在晃来晃去，但是她对这些人依旧漠不关心。她完全只是出于好奇而继续前行：她想看看街的尽头到底有什么。继续往前走，她到了一个中心广场，她期望在那里发现一些特别的东西。然而，那里什么都没有。她有点失望地转过身去，但仍旧几乎完全漠不关心。

这个梦留下的是孤寂和荒凉的感觉，但最终映射出的是她所过的生活的氛围：生活处于这样的维度，一切都处于紧张的状态之中；生活中没有情绪，她经常被迫攻击他人作为保护自己的方式，从没有放松过，双脚总是肿胀，胃部总是紧张。在如此的孤寂和荒凉之中，只有她的好奇心得到了“拯救”。

这个梦给我一种不在场和坐立不安的身体感觉，同时我也感到自己沉浸在这样一种氛围当中：绝对的寂静，伴随着死亡一般的纹丝不动、冰冷隔绝的前途未卜的感觉。我能感知到的唯一“振动”就是病人的好奇心，好奇心似乎能继续驱使她向前行。

我接纳并欢迎病人的这一振动，就好像它是一份礼物。而那一氛围引发了一个意象，在那一刻深深打动了我。那是一种“外星人 E. T.”的意象——在斯皮尔伯格的影片中那个小小的、迷失而绝望的来自地球之外的外星人——更准确地说，意象来自男孩掉下球之后的序列镜头。有一个人，尽管害怕而震惊，仍然把球扔回去，本能地把自己交付给唯一的普世的语言：玩游戏。

病人的好奇心似乎是以同样的方式在我们俩之间弹过来又弹回去。在这个梦的几乎僵住了的气氛中，这一几乎无法感知到的振动，就是一个相互理解的细微空间。但最为重要的是，这个空间容纳的是毫无希望的绝望，它本能地把她拽入了唯一可知的通用语言：玩游戏。因而，心里虽然存有一些犹豫，她还是问了她是否可以使用沙盘。

她脸上的表情——甚至在她微笑的时候也常带有嘲讽和敌意——慢慢地开始放松，可以看到一丝没有防御的、羞怯的、思索着的小女孩的特征。我仍能清楚地看到她如何把沙子捧在手心，还有她机警的态度：

“但是我在做什么呢？这意味着什么呢？”她低声说道。同时，人们会有一种见证沉浸在某种古老而原始的物质当中的深刻印象，而这种物质需要小心谨慎地探索。这不仅仅是一个与退行有关的动作，我们还可以觉察到一种强烈而有力的情绪，这情绪源自与一种未分化的“原始岩浆”的联系，源自可以在一个共享和受保护的空间里把它表达出来的可能性。

这就像突然发现自己重新沉浸在一种原始的情绪能量当中，就像在生命的早期所经历过的那样，身体尝试着去与新的体验发生关联，去吸收每一次新的体验所带来的新感受，但身体并不具备加工这些身体信号的能力，而这些身体的信号在稍后的将来又能够明确其他的意象是否拥有好或坏的品质，或者是否是快乐或痛苦的根源。

观察来访者创造的一些沙盘，我们可以看到沙子混在了一起，从一只手倒入另一只手，轻轻地拍打，但随后立即又被搅乱（图 3—2）。有些是在做一些初步的尝试，去形成更好识别的形状，如太阳和月亮（图 3—3）、深洞或墙的轮廓（图 3—4）。这样子尝试着去创造形状，尝试着赋予它一个情境，只是为了摧毁它从头开始，类似这样的创造持续了一段时间。终于有一天，不同的事物突然整合起来了。这是一个人物的速写，可以看出一个小女孩横躺在沙盘中（图 3—5）。或许因为沙子很湿，它传达出一种酷寒的感觉。这种酷寒成为了一个非常清晰的意象的根源：冰状的晶体的

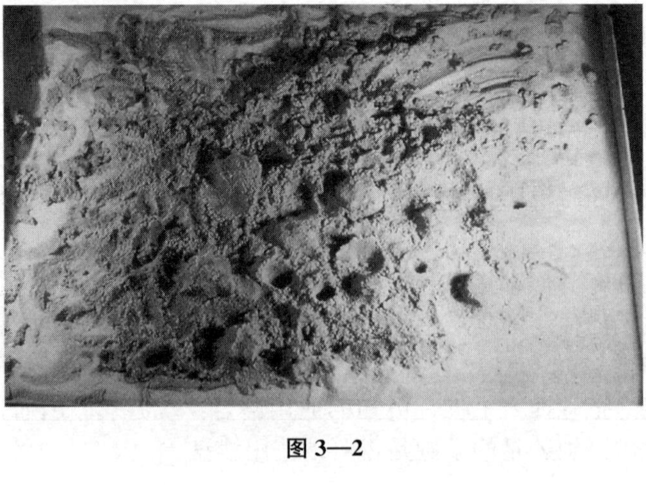

图 3—2

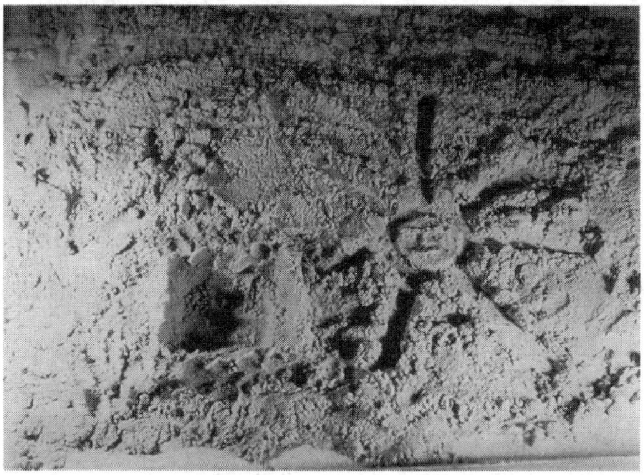

图 3—3

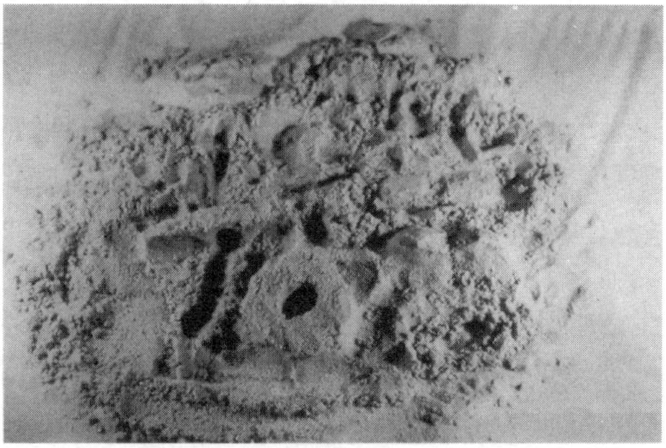

图 3—4

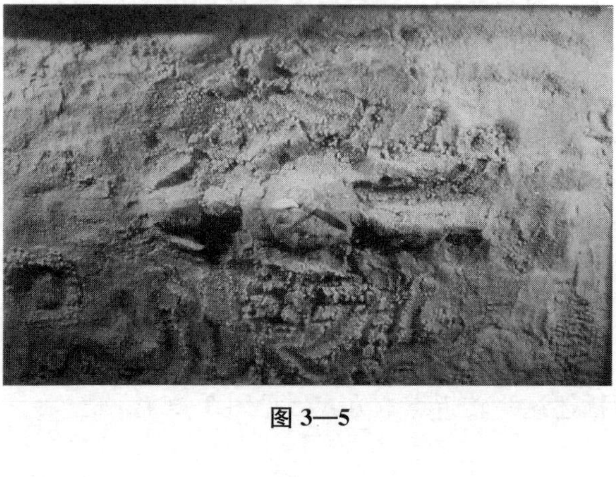

图 3—5

模式。这是一种永恒而原始的形状，当温度降到足够低的时候，它随时准备物化，但它是看不到的，且捉摸不定，直到出现了一片雪花。

这个小女孩平躺在黑土地上。她是不是在等待适宜的温度，以转化成一个温暖的、有血有肉的孩子呢？

但是，她从来就不仅仅只是一个小女孩，因为需要一个特别的地方来调节热度（不是太多）、渴望（不只是我的渴望）和恐惧（没有被投射）。而在此时此地，这些东西只是她自己的：情绪、热度、紧张、关注、加工、复原，所有这些汇聚在一起，可以在治疗的空间里获得，激发了重新孕育的可能：这是一次“似乎发生”的孕育，不管怎样，都足以向治疗师证明，她已重新发现了她自身的某个部分，并与这一部分发生了联系，而这个部分能够让她投入到获得新生的计划当中。

有时候，我一靠近这个小女孩，她就会退缩、自我封闭，假装自己没有生命。但即便如此，就在等待的过程当中，几乎是一种悬而未决的状态，一个意象已经牢牢地固定在我的头脑中了。联系已经建立起来：一种表征。她扔出了她的最后一块石头，但她没有躲藏，并且她不再藏匿她的手，因为我似乎可以通过自己的手来感受它，感觉它虚弱而幼小，而我能把握住它。谁会迈出第一步已不再是问题，在这个时刻，可以去冒一下险，然后等待。

她在日常生活中所遭遇的最新的一次失望把她击倒了。她无数次相信自己能够控制一种局面，就是定期地重复一种陈词滥调的“用完就扔”的模式，而这一次她反而觉得自己被人利用后遭遗弃了。她突然受到“一种异样的痛苦”（她自己的话）的感觉的冲击，她问自己，为什么性生活过后就无话可说了？遗留的唯一渴望就是逃到绝望的沉寂当中，在那里，感受、感觉、言词和记忆都无法找到一个空间，去记下她对曾经经历过的体验的回忆或反思。

这是她第一次主动在更深入的层次上去面对她的痛苦和脆弱，去说出她的恐惧和羞耻。她在痛苦着、迷茫着，但有了更大的自由去承受和反击，同时也能在这种苦痛当中，倾注能够开始新的生活体验的可能性——充满活力的能量的体验，既有积极的也有消极的，我们每天必须面对这些体验，不是从出生之时就已开始，而是在我们成为受精卵的那一刻就已开始了。

这就是她描述这一转折点的方式（见图 3—6）。

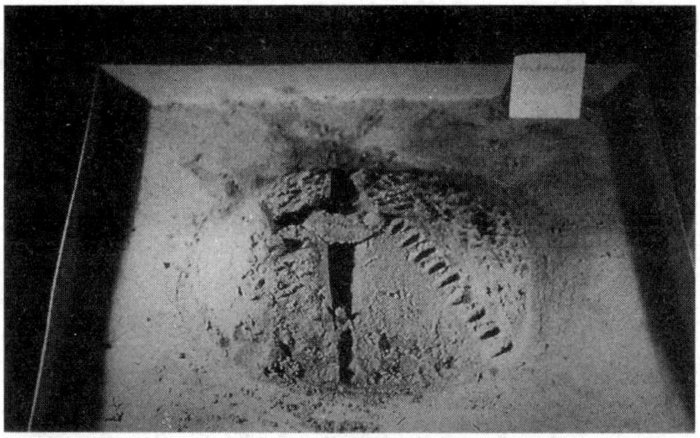

图 3—6

一座山，山的两侧很明显地刻着阶梯，那些阶梯让人想到玛雅建筑。在山顶上，有两个直立的东西，不具形状，一个矗立在另一个之前，中间有一小桥相连。同时，在山的一侧沿溪谷上来的地方，有第三个直立的东西，似乎要奔赴顶峰（图 3—7、图 3—8）。

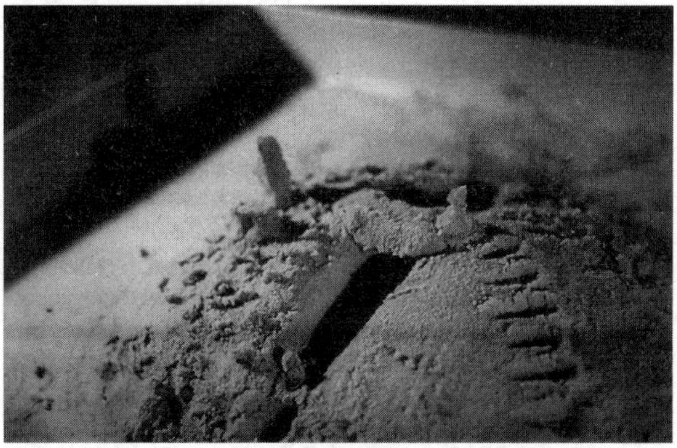

图 3—7

从两维的和完全平面的工作方式转到包括垂直状态的三维系统，这一转化是很明显的。这些工作可能仍是无形的，但它们的布置却是精确的，并且它们发现了基本的表达方式。令人惊奇的则是这些形象设法要表达的动力，尽管还有其他的东西：一种朝向联合的原型形式的表征流动的能量。通过两维向三维的转变，通过物质中介如沙子，它们得以转化。在此过程中，对于物质与身体，以及联合它们的能量的基本体验，得以发生。

但最重要的是，我们发现自己面对着位于每种创造的基础的各个元素的象征性重建。我所指的并不是母亲、父亲和孩子——或者是在后续的时

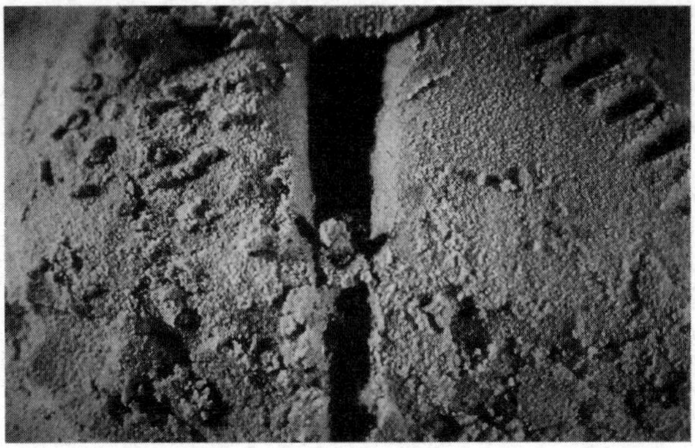

图 3—8

间内将会存在的任何原初关系——我所指的更多是导致生命得以诞生的魔幻时刻。

让生命得以运动——在这里以它的基本元素来表征——之后将能够在情感的领域重建自身，按照荣格的说法，这些情感正是心灵生活的组织原则。然而，在这个个案中，它不可避免地引导我们与一种复杂的、在情感方面毫无情调的核心相遇，这种情感的毫无情调带有远古的形式，也就是说处于最初的情感水平之上，而在之前的沙盘当中，这些情感一直没有区分开来。

在沙子上仅仅显现轮廓的形状似乎拥有这样的可能性，即为情绪的区分这一辩证的过程提供能量。在语言的帮助下，这个过程反过来慢慢地能够使自己发生转化，之后通过情感表达自身，这种情感拥有一种可以和病人的自性的内部状态进行交流的力量，因而可以让她进入一种与他人发生联系的生活当中。换句话说，她会退出原始情结的领域以便进入她个人情结的领域。

今天，当我讲述这一经历的时候，我能更清晰地看到之前所进行的所有口头工作是如何在两个水平上发生的。第一个水平可以描述为叙事语篇，通过这种叙事，病人可以表达她的挑衅和攻击行为，并发现这些在治疗的空间里都被接纳和包容。在这一水平上，情绪的反应大多与身体有关，而感受总是处于背景的位置——只是转移到了性的功能或躯体症状之上——而她的心智总是非常活跃。

第二个水平可以描述为病人尝试着去处理她与心理分析、与心理分析师的矛盾关系，而分析师是类似于桥梁功能的化身。病人不断地在两种态度之间摇摆不定，一种是防御的态度，另一种则是渴望——但夹杂着恐惧，渴望打破障碍进入更深层次、非语言的空间，在这里，她很久很久以前的、已经僵化的痛苦，找到了一个秘密的避难所。

在某一特定点上，我们俩都必须做出选择。一方面，这个过程允许在生命的最初阶段所体验的原初过程这一水平的涌现。但是另一方面，分析的体验同时且不可避免地把我们推向继发的过程，这些过程与思考、推理、决定、情绪和感受都有关联。

对这个病人来说，要使她的婴儿期的情绪得到心理上的表征是非常困难的，这要归于一个非常明显的事实，就是对于特定的童年经历，几乎没有什么心灵的意义归因到它们之上。

病人体验到的被厌弃的暴力，产生了一种分离的（dissociative）防御，不允许原型的整合体验的发生，实质上甚至废止了原型的整合体验：情感与意象之间的联系被切断，由此导致被厌弃的体验变得毫无意义。

在类似的这些案例中，没有留下对体验的记忆，因为每当整合的可能性出现时，自我就会受到威胁，那是不可忍受的体验又卷土重来的威胁，或者是一种难以承受的新的情绪，这种体验因此而分裂开来了。

但是，沙盘游戏为这些极少的、贫乏的元素提供了进入治愈过程的可能性，能够重新联结身体和心理。这种接纳的体验会减轻紧张，缓解恐惧，并且一点点地放开自性的感觉，这种自性感觉能够对来自身体的情绪信号以及源自情绪信号的各种意象进行精加工。

当这些意象与其他的意象发生联系时，这些意象能让我们为我们的情绪和新的意象赋予不同的品质，重建知觉与评价的体验之间的联系，我把那种评价称作“初级评价”，它包含着两极对立的动力，诸如高兴—痛苦、炎热—寒冷、内部—外部、接受—拒绝，这更多的是身体的体验。身体能让我们建构情感，而情感在定义自身的过程以及在成形的过程中，使我们产生意识。当紧张逐渐松弛，无形的物质或材料的图案可能显现在沙子上，就像现实中的这个个案——心智可能还不能去破译这些图案，但情感能够接纳这些图案，并通过隐喻来重新结合并转化它们。当多拉·卡尔夫谈到用沙子来工作的“体验”时，她所表达的就是这个意思。

再回到初级评价这个话题，我们知道儿童的那些未被接受和未得到处理的焦虑仍是无法名状的，那是远古的恐惧，能摧毁同一性（identity）的建构，但却为病理学的建构开辟了道路。但在表现在行为当中之前，这种偏离就已在幻想中培育了。换句话说，随着时间的推移，它深深地植根于这样的方式当中，即能对现实的体验和评价施加消极影响的方式。每一种相关的体验总是在这样的无意识的幻想当中来经历，这种无意识的幻想在最深层的情绪水平上发挥作用。一方面，它们牵涉到想象出的活动，另一方面，还牵涉到儿童用来作为防御的情绪动力，诸如退却、逃避、不可思议的期望、厌恶、嫉妒、恐惧、攻击性和过度占有物体的欲望。

无意识幻想不是想象的同义词。想象是人们通过充满了意象的建构而体验到的事物，它能够表征它自己，而无意识幻想则是先于所有表征能力的功能基础。无意识幻想可以情绪化地为现实赋予色彩（美丽—丑陋，美好—邪恶，愉快—扫兴）。它与初始过程处于同一水平，是纯粹的能量，诞生于语言表达之前，它植根于肉体体验（躯体化症状、新生儿的愤怒等），还被涂上了全能的和极端主义的色彩。无意识幻想还负责需要的心理分类——满足了需要就认为客体是好的，不能满足需要则认为客体是坏的，其中所涉及的动力是愉快和痛苦这个维度的，而援用的原则是"一切或无"。在幻想体验的基础上，现实被评价为好的或坏的。正是在此基础上儿童创建行为去找寻亲近（爱）和远离（恨）：这些行为模式都源于一些即时的、情绪化的和原始的评价，它们不是理性的和现实的，而是心灵的和冲动的。

这些最初的态度决定了一个人日后在与人和物的关系当中是更开放还是更封闭，决定了对外部世界有更多或更少的兴趣，因而也是或强或弱的适应性的基础，决定了人们的兴趣、好奇心和参与的水平。它们同样也决定着人们对生活的态度：是乐观的、接纳的和聪慧的，还是和它相反的一面，如封闭的、冷漠的、注意力分散的、心智耗竭的。

因此，无意识幻想，换句话说，即一个人评价现实的基本方式，必须作为对能量进行加工的初始模式来理解，而不是按照第一过滤器的次序，调节冲动的破坏性能量通往行动的领域的通道。

每一次心理行动都以信息、情绪和行动的循环关系为特点：这种循环是生命的基本要素之一，位于发展动力的源头。

沙盘意象是治疗过程进展的决定性因素，我要强调的是，就在几个粗略勾画的形状当中所表现出的转化力量是如此之大，它们表达了计划和能量，而这些能量是在移情与反移情的治疗关系中得以释放的。

接下来的沙盘意象非常重要：双手的印记——身体器官在搜寻合适的形状（图 3—9），和一个处于初建阶段的城堡，那是希腊神庙围墙中的圣地，能够容纳、防御、迎接（图 3—10）……

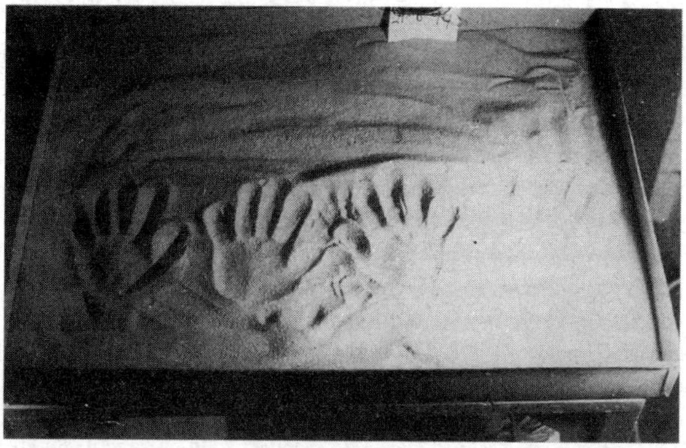

图 3—9

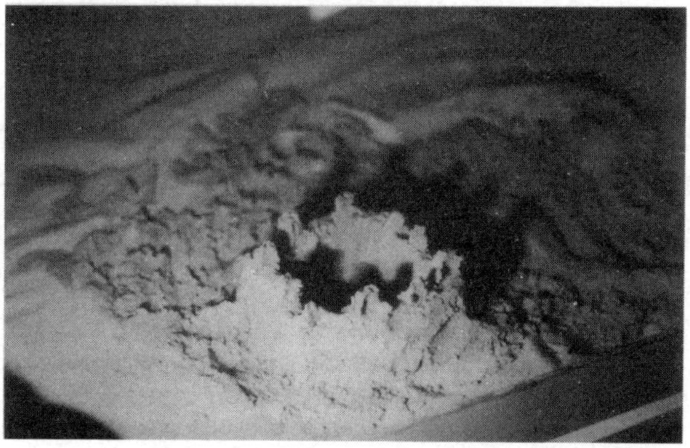

图 3—10

山顶上有两个模糊的轮廓：我们可以看到两个不同的形状，可能是男性和女性形象，中间有一座桥连着。这些向我们表明和第三“人”相遇的富有成果的可能性：与新的事物相遇，还有它所有的能量，推动着我们沿着个体和物种进化的道路前进。与受孕这一行动相遇，它由对立面的联合而产生。正是在这里，个体能够体验并激活原型的三元组（triad）；也正是在这里，我们看到了“关系”涌现的可能性。随着个案的进展，这一点尤为清楚。

病人也接纳了沙中画出的小女孩，将其视为她的认知过程中的整合和决定的力量，在此过程中对立面和他者的整合，使她能够体验到不可避免的依赖与自主这一矛盾体，它们不再是被分裂开来的元素，而要在日常生活体验中发挥动力协同的功能。

因此，没有采用沙具的沙盘游戏意象为我们呈现的场景不涉及病人的退行，而退行在矫正型的分析当中则时有发生。相反，我们面临的是病人身上潜在的事物的涌现。这样的意象表明了一种关于现象的环境，它们不会在以相对成熟及成人化的状况为出发点的基础上发现它们的表征。相反，它们的涌现是因为它们之前从未如此做过。这确实也可以通过退行的方式来发生，但我得冒一定的风险来把它称作退行，这种退行所采取的形式是重新沉浸在物质本身当中（在这里是重新沉浸在沙子里）。这样的现象似乎在一个充满以前从未思考过的想法的环境中发生，它也是一个充满着以前从未得以表征的情感的环境。它是这样一个地方：形式和物体的发现，本身就是创建形式和物体的行动。因此，如果有能力对由于移情而重新提出的病人生命中的所有阶段都作出恰当的回应——包括受孕、妊娠和出生——分析师以守护和支持来抱持这一切，并通过物归原主的行动来还给病人，就能够创建并维系一个受保护的空间。

空空如也的沙盘意象通过一系列的抛弃（愿望、期待、计划、解释），引导出一条通往事物本真的道路，同时等待着位于事物的根基的物质从治疗本身当中出现，也等待病人和分析师都把他们的根沉入未明确界定的潜能的状态，这对他们双方而言都构成了一种刺激和一种治疗活动。

（张　敏　蔡成后　译）

第四章　困境中的儿童

斯塔法努·玛瑞努西

这里关于儿童遭遇暴力的讨论，不会特别关注发生在贫穷国家中的典型的虐待事件，也不会特别关注在那些长期处于战争状态的国家中发生的虐待事件。在上述情形下，基本的驱力纯粹是维持生存，导致不能使每个人的权利都得到充分的尊重，无论是大人的还是孩子的，因为占主导地位的是最原始的强者法则。要改变这一状况，只能通过一系列全球性的剧变，首先是经济水平的转变，所以这些问题不在本文的关注范围之内。在西方文化的情境中，我也不会过分强调大众媒体吵闹不休、间歇性地予以爆炸式关注的肉体虐待和性虐待。毫无疑问，这些形式的虐待特别严重，但最终只不过是一种更为广阔且复杂之现象的最龌龊的表现罢了。它们迅速地在媒体上曝光，也以同样的速度被遗忘，人们的注意力偏离了真正的问题——儿童经常遭遇到的日常心理暴力。这样的心理暴力为那些极端现象的发生提供了可能，在典型的暴力方式中能发现其文化根源，它通常被巧妙地隐藏其中，通过暴力的方式，我们的社会明确有力地表明了社会关系。

儿童遭受的心理暴力实际上比肉体和性的虐待更有害，通常很难发现和处理，因为它的界限不明显，一方面越来越与严格的管教态度相混淆，另一方面又与具有被忽视的典型特征的行为模式相混淆。虽然看起来似乎不那么激烈，但它对孩子的心灵结构有着深远的影响，就未成年人正常经历的发展过程而言，它是具有更大的破坏力的。心理暴力具有一定的特殊标志，它有高度的潜在致病性（Marinucci，2003）：

首先，它在儿童生活的极早期就开始发挥作用，甚至有时候在出生前就开始了，它通过任何事件都可对非常年幼且极度脆弱的个体产生影响。

其次，经过很长时间的酝酿，心理暴力的破坏性后果才会在个体的身上显现。

再次，心理暴力几乎从未被直接施加，与之相反，它是通过采用含糊和模棱两可的信息发展起来的，对此儿童几乎没有进行自我防御的可能。

最后，心理暴力是最有害的。受到明确的肉体或性虐待的孩子，即使从对抗的方面来看，他们可能仍然有能力建构自主的、功能正常的人格，这和孩子发现自己所面对的是无明确特征的事物的情形是不一样的。当暴力微妙、含糊不清，并且是以孩子们完全不能理解的方式来表达时，将会导致孩子整个成长过程的严重扭曲；孩子在建构富于生命力的自性的过程中，将会遭遇无法逾越的困难，即使他们采用的是防御的基调。实际上，这种暴力形式是最严重的心理病理形式的根源，它们通常不为人知，只有当浸润在这种暴力当中的孩子的心灵结构突然急剧崩溃的时候，它们才会被意识到。

为了更好地理解儿童如何成为这类困境的受害者，我们必须简略回顾一下心理暴力发生的背景和发展过程。

出生之前，孩子已经在父母头脑里占据了一个空间。这是他们幻想中的一个空间，它的本质源自许多不同的因素：

（1）父母个体的人格特征。

（2）父母间夫妻关系的特质。

（3）父母与周围社会环境发生关联的方式。

也就是说，孩子存在于其中的心理空间，是由其父母基于以下几个方面而创建的：基于父母自身的人格特征，基于导致其父母成为夫妻的最初动机，基于其父母作为夫妻的关系的进一步发展，最后，基于其父母如何与更大的社会环境发生关联，这个大环境涉及他们所来自的家庭、他们所从事的工作、他们与朋友的关系，以及由这些现实状况所产生的所有困难和期望。最终，这是一个关于“心理摇篮”的问题，这个“心理摇篮”主要是由个人和家庭的投射以及设想和希望构成，同时也由担心和焦虑等编织而成。在他们真正的孩子来到这个世界之前，父母亲会把他们幻想中的孩子在这样的摇篮里放置几个月。固执地想要一个孩子的渴望、不想要孩子、藏在生男生女背后的一系列复杂的幻想、母亲角色与其事业之间可能存在的冲突，在这几个月的时间里，足够让孩子记住这些了。而这些还只是几个例子，这些幻想和情感内容与真实的孩子无关，但却从一出生就压在他的肩上，制约着他未来与周围世界的联系。

在期待生一个孩子的过程中，从生理学上讲，幻想不可避免地会在孩子的父母身上和周围社会环境中被激活。实际上，如果没有激活幻想，可能是更病态的。除了幻想的某些内容这一问题，那些对孩子有危险的幻想还取决于它们的性质。教育或者意识形态立场上的严苛，某些心理构念对父母功能的改变，对真实的现状不敏感或漠不关心，而这些真实的现状可能与幻想出来的状况完全不同，这些因素导致父母和周围环境先入为主地创建了一种对孩子的发展具有破坏作用的现实。

确实，孩子的和谐发展所需的，是这样一个为孩子准备好的心理空间：它能有效地避免带有病态内容的幻想，它能够作为一个伸缩自如的富有弹性的容器而发挥作用，适应那个即将出生且要占据这个空间的孩子的个性特点。

毕竟，孩子并不是一块“白板”，恰恰相反，孩子拥有独特的人格，尽管大部分都处于潜在的水平上。孩子已经拥有了荣格所称的“自性”，它是一种从遗传上来说已经预先规划好的结构，逐渐发展为得到良好表达的原型，通过其与环境的情感联系而组织起来。在孩子出生之前的很长一段时间内，其人格的核心就已经非常活跃，这一点很容易从母亲讲述的关于从孩子有了胎动之时起就与孩子进行情感交流的故事中得到证明。回忆起活跃或者不活跃的胎动所传达的不同感觉时，一些母亲谈到孩子“总是很活跃，精力旺盛，从在我肚子里的时候就开始了”。另外一些母亲说孩子由于“动得太少”，从一开始就成为了担心的根源。这样的一些情感交流是通过穿过胎盘屏障的双向神经递质来调节的，由此母子可以相互影响他们共享的身心回路（psychophysical circuit）。因此，新生儿不是被动地体验一种单向的“成人对孩子”的关系，不是由成人的渴望而塑造，而是创建了一种双向的关系，在其中母子一方的行为会影响和调整另一方的行为。

所以在妊娠的过程中，除了能察觉到孩子在母亲子宫里的生长发育以外，在母亲的心理中还能察觉到一个心理上的孩子的形成，这个想象的孩子还是大家庭里所有成员幻想的结晶。通过情感和身体的信息交换，母亲和胎儿之间建立了一种共情的沟通关系。每一位处于妊娠期的母亲都会学会去了解她的孩子，为孩子出生以后的沟通和交流打下了基础。母亲能否与孩子轻松自如地交流，就看她能在多大程度上把心理上的孩子与真实的孩子统一起来，同时还取决于她对自身身体变化以及对胎儿的身体感知的接受程度。胎儿的活动、心跳的声音，现代的科学器械为母亲提供的对未出生孩子的所有理性感知（超声波图像、化验检查分析、羊水诊断、分娩训练等），所有这些都会导致所谓的“怀孕期退行”。由于母亲会投入到构建为她未出生的孩子所准备的心理空间当中，因而在怀孕期间，给准妈妈以足够的支持是必不可少的。同样，在怀孕期间及新生儿出生的头几个月，来自父亲的支持，以及来自其他社会资源的支持也是非常重要的。因此，应当抛弃问题儿童的出生与长大完全是母亲个人的责任这一刻板印象，因为它是极其错误的。

为了能给他人提供一个心理空间，我们必须首先能够倾听自己：自己的过去、自己当下的体验、自己对于未来的渴望和需要。任何依旧被忽视或未被深入思考的无意识问题，深远地改变了一个人对他人的敏感性，也改变了与他人一起生活的能力，因为其他人都是无意识投射的对象，这些投射改变了他们的人格特性，最终使他们不能保持独立自主的存在。

发生在童年阶段的所有形式的心理困扰都源于这一点：父母这一方对于那个作为独立个体的孩子的真正需要认识的不足，导致孩子遭遇困难并认为这些困难难以克服。简而言之，从一开始，父母的心理就没能给孩子提供这样一种容器，能够让他们成长发育的容器。

能够理解孩子，能够看到孩子的要求与自己周围环境中成人的要求不同，拥有这种能力，意味着父母能够退行到觉察婴儿的基本需要的程度，并能与那个独特的、成长的小小人格建立特殊的联系。但这个过程是需要共情的，会受到父母内在世界的任何因素的干扰，也会受到父母所提供的关心和照顾的质量的影响。

刚出生的孩子处于极度脆弱的状态。实际上，孩子出生时只具备最基本的防御方式，如果没有一个能够适时提供其基本需求的成人，来给予他照料、抚养和保护，那么他注定要夭折。但是，除了身体方面的关心是否足够之外，孩子心理发展的核心问题——正如发展心理学方面的学生会侃侃而谈的——在于父母所提供的关心的情感质量，这也和他们在日常生活中照顾孩子的意图有关。简而言之，提供的照顾所具有的关系意义，就是最基本的因素。事实上，孩子很希望仅仅因为他存在这一事实而感受到爱。同时，孩子还需要依靠一个扮演父母角色的人物，能帮助他们消除由于弱小无助而产生的痛苦，能够尊重他们的恐惧和不安全感，能够为他们破译现实的密码，能帮助他们实现他们的渴望，能允许他们发现自己的局限性，同时又不会使他们失去基本的自信感。

当然，导致孩子心理困扰的特定原因有很多，而且又是各不相同的，这取决于其父母个体自身，还取决于具体的事实、社会交流的水平以及集体的想象。但我们可以简略地归纳成下面几种类别：

（1）父母患有重大心理疾病，如精神病、人格障碍等。

（2）社会及经济方面的困难，孩子成为社会地位提高的筹码。

（3）父母盲目迷信来自大众媒体的错误信息，习惯性地、不加批判地接受社会的刻板印象。

（4）在集体想象中对于童年期持有持续的虚幻的愿景。

（5）孩子成为家庭暴力的见证者。

（6）由于社会变革的情形而带来的一组“新”的导因，而这些新变革带来的不过是对旧有的暴力形式的明显纠正。

我在另一篇文章中已经详细讨论过这些导因了（Marinucci，2003）。这里我只想谈一谈其中的两个导因，即第二个和最后一个导因，同时会列举一些采用沙盘游戏进行治疗的儿童个案。

社会及经济困难的情形

这一组导因包括以下情形在内：孩子就像一个屏幕，父母把自己补偿性的幻想投射在这上面，这种幻想纠缠于父母自己从未得到解决的个人问题和主题。体验到无能为力之感，觉得不满足，经济方面的不安全感，认识到自己属于一个较低的阶层所带来的挫败感等，这些都会使父母希望通过孩子和在孩子身上来补偿他们有瑕疵的自我意象。孩子从不是因为他或她自己本身被爱，而是因为他或她在别人眼里代表的东西而被爱。孩子如果能适应父母认可的模式，就会得到奖励；如果不能获得父母期待的成功，就会受到斥责；如果孩子表现得弱小、无能或不擅长社交，或孩子表现出的态度有可能引起父母的自卑时，孩子在情感上就会受到威胁。如果孩子是在由补偿性的幻想发展而来的模式中长大的，那么父母就把一种理想的意象强加到了真实的男孩或女孩身上，未曾考虑孩子的个性、潜能或真正的意愿。他们把“父母和权威”的自我意象灌输在孩子的头脑里，而这是父母原型的消极面，孩子首先会深受其害。

真实的孩子，到现在已在父母眼中消失了，他们戏剧性地体验到自己占据了另一个人的空间，有时是另一个人的时间，过着另一个人的生活。缺乏基本的自信心和稳定的自性之感使孩子处于内心空虚的状态，总是需要在外部世界中寻找自己的定位。他们不断地、绝望地、毫无理由地追寻他人（通常是权威人物）为他们所制订的目标。为了维持这种关系并获得虚幻的安全感和爱，他们乐意完全接受任何要求。人格开始以“虚假自我”（false self）（Winnicott，1960）的形式建构，由此内心世界缓慢地被破坏。孩子不明白诸如感觉、需要是什么，也根本不知道自己的所有渴望为何物。富有创造力的个性丧失掉了，孩子们逐渐地，甚至完完全全认同于荣格所称的人格面具（persona）：人格面具是心灵的一个成分，我们通过它在社会关系中表现自己。这里，人格面具是由群体强加在孩子身上的，孩子的发展以完全的抑制而终结：其成长完全缺乏有朝气的热情，也缺失了所有真正的渴望。

而自尊本身，将完全不复存在，将取决于外部世界的不断肯定。自主的成长和力比多（libido）及攻击性的适当表达，似乎威胁了人格的完整性，同时也带着一种巨大的罪恶感来体验，因为孩子感觉到自己的虚假认同必须得以保持，以不使与他有亲密关系的大人的心灵结构产生危机。孩子甚至不能把他自己当作一个独立的存在，因为这种想法会产生分离、隔阂，使他失去和别人的亲密关系。智力的领域也受波及：面对成功的要求时产生的极度焦虑，将激发象征性的失调、学习上的困难，最终导致辍学：在那些长期处于极大压力中的孩子身上，这种症状实际上是很常见的。

自我认同（identification）的正常过程在这里被彻底扰乱了，外部世界具有威胁的特质，使得角色榜样不能内化。孩子唯一的选择就是坚持预设好的模式，模仿既定的榜样行为模式，由此确保自性的内聚力，而不是把自性整合到鲜活的个体结构当中。孩子把社会化视为危险事物——就像游戏和娱乐活动一样，这些都是父母所反对的，并认为是浪费时间的活动——他们很小心地避免社会化，因为面对任何不同于能带来安全和一致性的情况都会有危险：那是虚假自性完全崩溃的危险。下面介绍一个临床案例，能够使读者更透彻地理解这些病态心理是怎样发展的。

麦可，16岁，皮肤黝黑，有着南美洲印第安人典型的面部特征。他长得高大强壮，但走进治疗室的时候，看起来好像直不起腰的样子。陪同他的是他母亲，欧洲白种人，上了年纪，满脸的焦虑。她来求助是因为她儿子不想再上学了。他不再听从她的意见，当她企图强迫他的时候，他怒气冲冲，甚至还打她。他们家在罗马附近的一个小城镇，在城市周围的乡村地带。麦可的父亲年纪比他母亲要大得多，拥有自己的土地，自己耕种。这对夫妻没有孩子，他们在填收养请求时，被告知他们已超出了法定的做养父母的最大年龄。这时，他们向一个国际机构求助以逃避这一规定。母亲在玻利维亚度过了一个月，在那里她登记了一个新生的印第安婴儿作为她的儿子。这个孩子一出生就被母亲遗弃。他的养母带着他回到了意大利。

为了理解这位母亲的坚定和不屈不挠——同时为了排除是内疚感带来的结果——我们需要看一下她个人的成长史。她也是在刚出生时就被抛弃，在孤儿院里长大。长大以后她离开了孤儿院，但在外面的世界里感到迷茫，有找不到家的感觉，便和她遇到的第一个男人结婚了。他比她大很多，但很爱她，并能给她安全感。她最大的愿望就是通过一个孩子来弥补她自己不快乐的童年，她希望这个孩子能实现她自己曾经被剥夺的一切。如果这个孩子也是个弃婴，那就最好不过了，因为这是她自己所熟悉的情况。她认同于救世主情结，在一种不断要求他成功的氛围中把麦可养大成人，通过他的成功来缓解她想弥补自己的社会地位的焦虑。她要求他在学习成绩方面名列前茅，严格限制他的娱乐和社会活动，不让他接触校外的同龄孩子，同样，限制他的运动。另外在他们生活的那个村子，麦可身边的其他孩子带着好奇心来看他，甚至不信任他。他们对他奇怪的相貌和黑皮肤品头论足，而他也不参加同学的日常活动，当然，这无益于改善他和其他孩子之间本来就紧张的关系。麦可不时地问母亲为什么他的肤色比别人的黑，这是不是别人不愿意花时间来搭理他的原因。但母亲从不认真回答他的问题，从不告诉他真相。

到了青春期，麦可再也不愿理会母亲的喋喋不休，母亲被迫告诉他真相：他出生在玻利维亚，他的生母遗弃了他，她收养了他。麦可一度陷入深深的抑郁之中，开始幻想他的出身，他的祖国，幻想很多关于他生母的情况。他决定一到合法年龄就到玻利维亚去，希望能找到生母。他的决定使养母十分惊慌，她开始责骂他的忘恩负义："我对生活一无所求，我把一切都给了你，你怎么能够为了找那个遗弃了你的女人而离开呢?"麦可在学校的表现开始变得很差，只是勉强读完了初中，这时他想报名读一个职业技术学校，这能让他尽快找到工作，赚到一点钱好让他尽快离开这里去南美洲。他母亲陷入了焦虑之中，被她的"理想"蒙蔽了眼睛，完全无视儿子的要求，帮他报名在一所中学学习经典的希腊文和拉丁文，他很快就失败了。这是两人之间危机的开始，父亲完全被边缘化了，而且实际上父亲也没有办法去帮助儿子。他建议麦可帮他打理农场，麦可很乐意，但这使他和母亲的矛盾更深了，这种工作和母亲对他很高的学业要求显然是格格不入的。

这是在麦可接受治疗的建议时他们这个家庭的心理状况。第一次面谈时，他看起来非常抑郁，但听说让他"玩玩具"，他表现出很惊奇的样子，开始构建图 4—1 及图 4—2 中的场景。

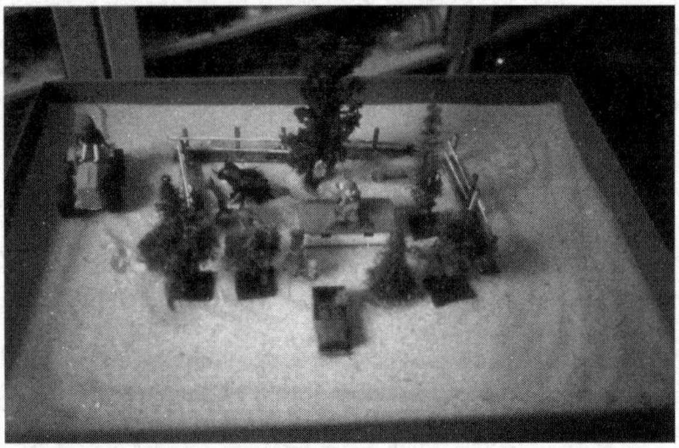

图 4—1

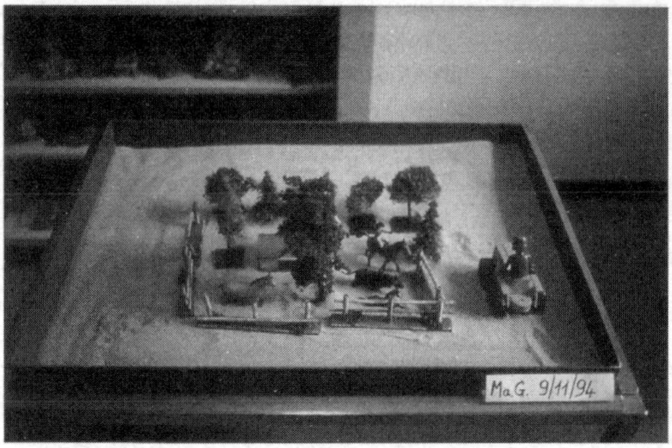

图 4—2

很明显，这男孩觉得有必要在他的工作领地里划分界限，他用篱笆围出一个地方，在里面放了一座房子和一对马，一个男子骑上了其中的一匹，里面还有一些别的动物和一些小树。在这个围栏之外，他放了一辆拖拉机，开车的是一个玩具车人物。这是从我的角度看到的图景，但如果我们换到麦可的位置，从他的角度来观察，我们可以看到在房子的前面，有一个女人和一个向母亲张开手臂的男婴，在房顶上有一个小精灵似的恶魔（“蓝精灵”的沙具）。

麦可对此是这样描述的：

> 这是我住的房子。我爸爸在拖拉机上，这个女的是我妈妈，这是我小时候，还有马和别的动物。骑在马上的男人是一个懂得驯马的

人，但我不知道他是谁。

我让他注意到屋顶上看起来好像还有另一个人。麦可像小孩子一般地笑了，他告诉我那是一个小恶魔，他把它放在那里只是一个恶作剧。接着他说他可以拿走这个小恶魔，如果我想要他这么做的话。我叫他把它留在原来的地方，因为这个小恶魔可能预示着解决问题的方法。麦可没有意识到这一点，实际上他已经激活了“恶作剧的精灵”（Trickster）这一原型人物，这样的一个神圣的小无赖，在很多相距甚远的文化中的神话传说里都出现过。荣格在《原型和集体无意识》一书中用了一章来描述“恶作剧的精灵”。(CW，vol. 9，para 1)。这个神话当中的人物，模棱两可而又反复无常，是一个变化多端的小丑，他在人类与神灵之间传递信息，而且还会不由自主地扮演造物神的角色。他引起普通现实的巨大分裂，但又可能会出人意料地重塑人们对现实的感知，通常这种感知太过于狭隘，而且主要还是服务于社会目的的。在个体的意识方面，这个爱恶作剧的小精灵引向的是全新的、更具创造力的偏见。通过那个懂得如何去驾驭马的未知人物，小男孩的沙盘预示了健康发展可能的方向，即使是个体的，它仍然是一个潜在的、完全属于无意识的问题，没有指明实现的具体路径。麦可愿意接受心理治疗，在开始的几个月治疗是在言语的水平进行的，因为他拒绝“玩游戏”这个概念。

在三个月的治疗过程中，麦可把他的故事告诉了我，描述了得知自己是被领养的以后，他的痛苦和失望，但最重要的还是谈到了当他知道自己是被抛弃的孩子后的痛苦。我们还讨论了他满十八岁就到玻利维亚去的计划。尽管他受到了严格的管教，但是他还是很喜欢他的养父母，他明白他们收养他的这个决定使他免遭危险困境。然而，这些感情远没有他对实际上从没见过的生身父母的想念那么强烈。

分析了三个月以后，麦可自发地询问能否再做一个沙盘。开始的时候，他还是像以前那样用一个篱笆围起了一座房子，这时篱笆里的空间看起来扩大了。篱笆外的世界处于一种混乱离奇的状态，篱笆看起来再也无法容纳这些压力。在篱笆里，看起来没有任何有生命的东西留下。那里有一个插着些蜡烛的生日蛋糕，没有人。围栏外面，有很多人和动物格斗的场景，这些人和动物都是死了的，还有各种各样的稀奇古怪的细节，如左上方的那棵树上的巫婆和猪。在这一灾难的意象当中，包含着多种形式的暴力场景，但我们还是发现在沙盘的中心和顶部，有一个印第安酋长和一个黑皮肤的骑玩具车的人物似乎在平和地交谈着（图 4—3）。

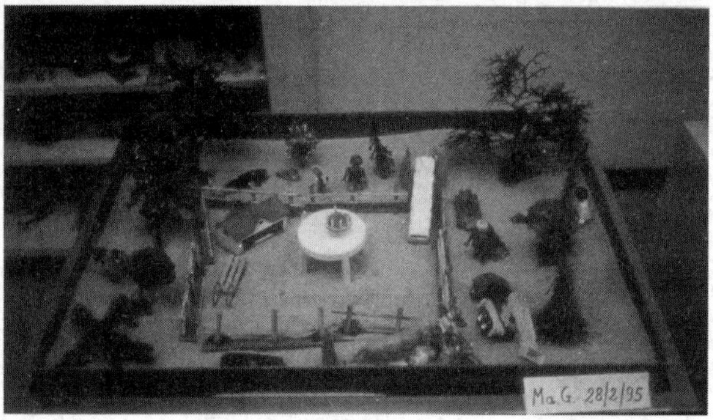

图 4—3

麦可对他的这幅沙画是这样描述的：

> 这里发生了一场大灾难。房子被摧毁了，周围到处都是战争和冲突。

就像在第一次的面谈中那样，我再次让麦可注意到他所忽视的转化因素，并且问他有关那两个看起来如此平静地谈话的人的故事。他告诉我那是一个孩子在向一个有智慧的老人讨教。这个沙盘构造似乎勾画了一个危险的状态，带着蜡烛的生日蛋糕是一种警示，意味着麦可的十八岁生日会使他的生活——不仅仅是他的生活——陷入灾难般的混乱当中，如果不设法缓和环境中的紧张的话。但是，再一次，在沙盘的顶部有这样一个小片断，黑皮肤的男孩和智慧老人在谈话：这看起来是能够促进心灵稳定的一个中心。这种场景很容易被视为移情的表征，但任何这样的解释都可能是还原主义的。事实上，这个场景比个人的移情关系更为深入，因为这样的意象似乎容纳了麦可与超个人的领域的接触。通过使用特定的人物——黑皮肤的男孩和美洲土著医生——而表征的治疗关系，表明麦可需要重建他的历史，与他作为美洲本土人的根基重新取得联系，但它也说明了通过在超个人的原型水平上重建这一关系而达成目标的能力，并不需要在物质的层面上来追寻这个目标。这一表征只是这一场景中唯一的稳定因素，而这一场景也有可能被视为灾难的预兆。

在这个时刻，很有必要和麦可的父母，尤其是他母亲，协商一个计划。麦可选择去读一所农业技术学校，他的母亲同意了，尽管放弃她膨胀的幻想很痛苦。麦可继续治疗了一段时间，但为了完成他的学业，他决定中断治疗，只是偶尔和治疗师保持联系。他毕业了，继续跟他父亲一起工作，当然，他没有回到玻利维亚寻找他的过去：虽然存在着现实的时空距离，但它作为一个总是活跃的原型，拥有了心理上的在场。

暴力的新形式

“新”形式的暴力也包括各种形式的“社会机构”的暴力，也就是那些被赋予了管理儿童及处理儿童问题的功能的社会机构的错误和缺陷所引起的各种类型的虐待，从公共健康护理中心到社工服务机构，从学校到青少年法庭。一旦这些机构中的某一个不履行其职责，或者做出超越其职责范围的事情时，我们就会遇到“社会机构的滥用”。下面这些例子就属于这一类型的虐待，如：医生把无需治疗的孩子送进了医院；社工因为害怕而拒绝做家访，或者相反的情况，因为个人的、迫害性的思想意识而做了太多家访；学校的课堂上有些老师讨厌为智障儿童“浪费时间”，因为他们认为那是进行特殊教育的后备老师干的事情。还有一些案例是由司法机构造成的制度滥用：下达草率的命令或做出欠考虑的决定，不采取适当的保护措施，在有虐待风险或已证实有虐待的情形下推迟作决定。

在大卫的个案中，上述的情形有许多都集中到了一起，此外，他还出生在一个问题很多的家庭当中。

当大卫由一位社工从他所住的养护之家带到我们的诊所时，他刚六岁。养护之家的员工抱怨说他多动，在学校里完全无法控制，在言语和行动上都很粗暴，很有攻击性，不论是对同学还是大人，尤其对女孩子和妇女。在学校他粗鲁地冒犯老师，校长想开除他。在进入养护之家之前他已经换了三个地方了。在目前的这个养护之家，他终于发现他可以和其中的一位男社工建立某种稳定的情感关系，第一次会面时也是这个社工带他来的。

大卫的父母都是吸毒者，非常年轻。他母亲除了吸毒以外，有时还贩毒，经常被拘留，时常会在监狱里待一段时间。大卫三岁的时候，她决定搬到另一个别人不熟悉她的地方，在那里她可以更容易做她的交易。她把孩子留在丈夫的身边，由一个为吸毒者提供服务的名叫 SERT 的社会服务机构监管。那里还有两个孩子，同样也是由他们的父亲照料，有时外公外婆还有阿姨也会帮忙。

大卫四岁的时候，他父亲对他进行性虐待，这种情况被 SERT 社会服务中心获悉后，就让大卫离开了父亲的监护。从此，大卫开始了他在各个福利机构的“旅行”，期间他的外公和母亲家里的一些人开始了对他的监护权或者收养权的争夺战。同时，由于青少年法庭方面的犹豫不决和客观的法律程序的繁缛，发生了很多微妙的事情，使得判决迟迟没有结果。大卫被寄养在一个社会机构里，和他的一个妹妹在一起。后来他离开了她，由于他的暴力行为，该机构的负责人不愿意再收留他。大卫就被转到了一个公立的养护中心，但几个月之后很快又被驱逐出门了，因为他不遵守纪律，还痛打了其他的孩子。他又转到了别的养护中心，情况也没有好转，他的行为还是非常粗暴。后来又转到了现在的这个中心，情况好像有了轻微的变化，他能够和一个男社工建立情感关系，这让他观察学习到更多的社会接纳的行为。然而，他仍不能忍受那些规矩和任何程度的挫败，对外界刺激反应过度，具有攻击性和破坏性。此外，他特别不能接受那些处于权威位置的女性，这对学校里所有关心他的人而言是一种考验，因为他的学校也像别的小学那样，大部分的员工都是女性。

在我们第一次会面时，我见到的是一个长着水灵灵的黑眼睛、聪明伶俐的小男孩。他不在意他的衣着打扮和个人整洁，说话带着很重的乡音，充满了诅咒，多用脏话。他带着一种“难以对付的硬汉”的味道走进沙盘室，手里拿着一把六英寸长的指甲剪，就像是一把小刀，在我面前晃，用那种青春期小孩恃强凌弱的口吻，充满威胁地问我：“你有小孩吗?”我告诉他可以看看沙具架，上面有各种各样的孩子，从里面选一个他最喜欢的。他选了一只婴儿耶稣，把它放在手上，就在原来放指甲剪的位置，他已经把指甲剪放到口袋里了。这时候，很奇怪的，他变得就像他这个年龄的孩子那样，对着那些玩具笑，惊奇地看着它们，专心地浏览架子上的物件，满怀热情地观察它们。这个过程中他一直把婴儿耶稣放在手上，他建造了图 4—4 所示的沙画。

开始的时候他建起了一座小屋，在它的前面放了一个跪着的圣母玛利亚。然后他疯狂地在架子上找某样东西。过了一会儿，我问他我是否可以帮他找到他要的东西。他告诉我他在找上帝。我笑了，一个想法闪过了我的脑海：像他这样的情形，只有上帝能帮他。我们一起来寻找合适的沙具。他仔细检查了那些沙具，终于挑选了一个看起来最能代表他心目中上帝的人：一个手里握着权杖的人，一把白胡子，手里拿着一盏灯。大卫把他放在圣母玛利亚的旁边，把一直握在手心的婴儿耶稣放到了屋子里。在屋子前面，他放了一群天使和牧羊人。然后他选了一个看起来很凶残的母狮子，还有一只鳄鱼，把它们放在屋子前面。它们背对着其他沙具，却正

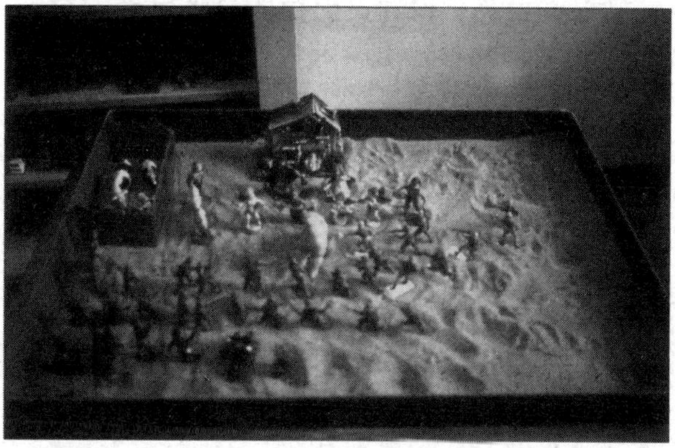

图 4—4

好面朝屋子。之后他很快放入大量的士兵，这些士兵呈半圆形围着两个动物，他说道："那里要有很多士兵，很多很多的，你难道看不出那些动物有多么强大吗?"放完了士兵，他就把牛栏安置在屋子旁边，但牛栏的入口朝向沙盘的边框，被堵住了，没有人能进到里面，因此大卫不得不移开牛栏的屋顶，好把一群母牛放到里面去。最后，在牛栏的旁边，他放了一个正从井里抽水的女人。

当他完成沙画构建时，我要他告诉我里面代表的是什么，他给我讲了下面这个故事：

> 一个小孩出生了，但是有两个怪兽想劫持他，撕裂他的心。实际上，有一次他们已经得手了，但是却没时间掏出他的心，因为士兵到来，拯救了他。现在那两个怪兽又准备来了，但不知道那些士兵能不能抵挡它们。

我问他我们能否做些什么去帮助那个小孩。想了一会儿，大卫又继续说他的故事：

> 你知道我们将会怎么做吗？我们把真正的孩子从这里拿走，藏在牛栏的牛群里，在这里我们放一个假的孩子作为替代。这样即使两个怪兽能够偷走他，撕裂他的心，也不会对我们有什么影响，因为他只是个假的。

当他告诉我他的解决方法的时候，实际上，他已经把他第一次选的那个小孩拿开放到牛群里了，把另一个小孩放在屋里作为替代品。当他离开沙盘室的时候，他问下次是否可以再来玩。

尽管大卫自己根本没有意识到，但很明显他已经通过隐喻性的故事把他自己的故事重述了一遍。他在沙盘里的构造还显示了许多别的内容。他的伤痛源自缺乏与提供保护的父母形象的联系。这个孩子没有得到父母的照料，却发现在现实生活中他的父母已经变成了一对想要撕裂他的心的怪兽。父母原型在太早的阶段就显示了他们可怕的面孔，使他陷入了难以忍受的痛苦之中，害怕被毁灭。他捍卫自己，实际上是捍卫生存的需要，使他和父母形象分离了。一方面，这些原型可怕的一面都明显地出现和活跃在沙画里，另一方面，“好母亲”却以退行的方式转化成了装满母牛的牛圈，完全与心灵的其他部分相隔绝：目前，她仍然是不可接近的。“好父亲”变成了一个理想意象，神圣，却完全没有保护的力量，这一点可以从需要一群不知名的士兵——可能是社工——的介入，把孩子从怪兽那里救出来加以证实。需要照顾和保护的孩子已经藏在牛圈里。大卫内心世界的分裂使得那个“好孩子”仍然和母性精神在一起，但却没有门通往他们生活的地方来调和他们的关系。另一方面，可以很清楚地看到大卫防御性地认同攻击性的力量，这正是大卫试图在这样可怕和充满敌意的世界中求得生存的技巧。和自性分离的自我（Neumann，1990）失去了它的灵魂，认同为消极的英雄形象，自我十分看重这种英雄形象有力量的、充满暴力的、外部的、社会的行为方式。回归健康和统合的唯一机会就在于重建这个孩子的心灵现实分裂成碎片而产生的所有意识和无意识情结之间的联系。必不可少的是要恢复和牛圈中的母牛所体现的积极母亲形象的关系，重新为父亲形象赋予人性，再次与那个真的孩子发生联系，他仍然活着，但很弱小，容易在进一步接触中受伤。只有深入地重建健康而正常的关系，这种个体成长和社会发展必不可少的健康的正常关系，才有可能使他修复，尽管不能完全消除那种试图摧毁他的爱和被爱能力的伤痛。

（张　敏　陈　静　译）

参考文献

C. G. Jung，*Archetypes and the Collective Unconscious*，CW，vol. 9，part 1，Princeton University Press，Princeton，1959.

S. Marinucci，*Uno spazio per esistere*，Morettie Vitali，Bergamo，2003.

E. Neumann，*The Child*，Shambala，Boston，1990.

第五章　儿童的自性和家庭原型

弗朗西斯克·蒙特奇

本章的内容主要从以下八个方面进行论述。

自性的实现与家庭原型

在各种不同的心理分析模型中，“Self”（自性）这一术语有着不同的含义。它是荣格心理学中最基本的概念，在这里可以理解为：

(1) 一个统一的原则。

(2) 心灵和身体生活的最初时刻。

(3) 引导自性作为目标—命运—自性化的实现过程的内驱力。

我将从荣格、弗德汉姆（Fordham）和诺伊曼（Neumann）的理论开始，来描述自性是如何在儿童的发展中表现出来的。之后，将通过一些由曾遭受虐待的女孩在接受治疗的过程中所创作的沙盘意象来说明自性得以激活和实现的过程。分析这些沙盘意象，可以向我们揭示那些受伤害的心灵是如何治愈的。

对于自性在儿童成熟和转化的过程中所起的作用进行的反思，其实在另一方面也表明了父母原型的核心功能，首要的是，我所定义的“家庭原型”(Montecchi，1997a) 的核心功能（“家庭原型”由父亲—母亲—孩子这三者构成）。作为一个内在的家庭模式，这个“家庭原型”的存在始于孩子的出生，并在孩子恋母阶段异常活跃，塑造了孩子与内在家庭和外在家庭之间的关系，也为儿童将来成长为成人的各种需要和行为模式打下了基础。

“家庭原型”存在的假设产生于临床经验，这将在我所参照的沙盘意象中得到阐明。这个假设仍然需要进一步的理论思考和临床评估。对于我来说，这个假设为其他心理学模型（从精神分析，尤其是应用于儿童和团体的精神分析，到关系理论）和有关儿童的新近研究的发现提供了理论支持，并着重强调集体无意识的相关模型以及自性的相关功能。

荣格模型中个体发展的根源

荣格认为每个个体都有其独特的自我实现的任务。从诞生的那一刻开始，个体就拥有了内在的无意识内容的继承物，而意识，无论愿意与否，都要与无意识内容达成妥协。意识的内容受到集体无意识内容的影响和组织，并非只是依靠个体活动来构成（Jung，1928—1931，1935—1954）。无意识的计划需要得到实现，这样的假设受到后荣格学者的广泛支持。为了阐明这个过程是如何实现的，玛丽一路易斯·冯·弗朗兹（Marie Louise Von Franz，1964）曾用山间的松树作为比喻。在松树林里，所有的树木似乎都一样，但却没有两棵是完全相同的。

一颗松树的种子包含着将来可以长成一棵完整的松树的潜能，但是每一粒种子都有其落地的特定时间和地点，以各种各样的特定因素为特征……潜藏在种子内部的这棵松树的整体，受到上述这些外在环境因素的影响……因此，可以清晰地勾画出这棵树未来的成长轮廓。

这是一个形象的比喻，描述了从儿童到成人，每一个体所具有的先天倾向如何完成其所特有的完整生涯计划。这些计划都围绕着“自性”这个调节个体生活的中心来组织。

自性的实现构成了个体发展的过程，并使人成为一个“其所应该成为的特定的独立个体”（Jung，1928）。在荣格（1909—1949，1939—1954）看来，孩子在出生时，并不是一个白板，等待着所有的事件都在上面刻印，而是一个由个体所决定的复杂的实体。在出生之时，儿童就已经拥有了很多东西，这些东西并不是后天获得的，而是与生俱来的，作为集体无意识的一部分，以人类所特有的方式组织起来的系统。

值得注意的是，自性的展开指导着个体各方面的发展：运动的、情感的、认知的和生理的等。例如，如果我们就运动的发展而论，我们注意到儿童已经拥有了内在的运动模型程序，无需学习而只是有待于环境的激活。诸如吮吸、走路和性活动，事实上是先天的本能，是无需经学习获得的。

通过上述这些和其他从生理学领域中观察到的事实，我们可以认识到，自受孕开始，每一个儿童就有一个个体发展计划，这个计划自出生之时起，通过与他或她建立联系的家庭、社会和文化现实的影响，在现实生活中得以实现。

关于儿童发展的论述在荣格的著作中所占比例较少，但却是基本的内容，并被许多后荣格学者加以拓展。荣格关于由自性承担的发展历程的观念，在弗德汉姆关于原初自性（primary self）（1944—1969）的理论和诺伊曼的趋中倾向（centroversion）理论（1949，1963）中有更进一步的发展和更详尽的说明。

这些作者在对一些儿童和一些成年患者的"内在儿童"进行心理分析的临床素材的基础上，详细阐述了一个关于儿童发展的原型模型。在最近的几十年中，对婴幼儿的观察为他们的理论提供了检验和证实的机会。借鉴克莱因学派的理论以及通过以斯特·比克（Ester Bick）的理论化（1964），对婴幼儿的观察使人们能够重新解读儿童的出生和发展过程，这不仅是在个体层面而且是在原型层面上的解读。最近的有关婴幼儿的研究，尤其是在丹尼尔·斯腾（Daniel Stern，1985，1995）指导下的洛桑（Lausanne）团队的研究，为此提供了进一步的理论和实证。

弗德汉姆是从事胎儿心理生活研究的先驱。他强调儿童的先天遗传特质，认为个体和个体发展过程是纯粹个人的事，是独立于周围环境的（1944—1969）。他认识到儿童心灵中的自主结构和"预先"的存在，这些是他从在出生之前就已存在的原初自性中识别出来的，并被赋予原型的心身潜质：这就是个体自性化所依据的先天特质的基础。

原初自性设立了孩子心理和生理成熟的计划，这已经使孩子成为了独立于母体之外的个体，即使他仍旧在母亲子宫中生活时也是如此。在胎儿期，孩子就已被赋予了一些结构，构成了其内在生命的基础。在这些结构当中，与父母的形象有关的结构对于心理的发展有着特别重要的作用。虽然父母原型受到真实父母的影响而激活，但他们还是由各自的原型而建构的。

在弗德汉姆看来，父母应当在儿童自性的成熟过程中起支持作用，因为他们如果出现任何心理病理状况，那么都有可能使儿童的自然发展偏离应有的轨道。

在受孕的那一刻，原初自性就存在了。在出生前，孩子在积极的大母神（Great Mother）原型的支配下处于一种完全整合的状态。回到荣格关于意识的描述，他说意识在无意识中涌现，就像小岛出现在大海中（1910—1946）。弗德汉姆认为自我和原型源于原初自性的分解成各个部分的能力，他用"解体"（deintegration）来定义这个过程。出生时，自性分化成对立面而解体，而后在母亲辛勤而恰如其分的关爱下重新整合。儿童处于痛苦、饥饿、寒冷等生理困境之时，自性的解体会再次发生，从而使儿童体验到母亲原型消极的一面，与母亲原型的积极面相交替。但是，通过安慰儿童的不适，母亲的关爱帮助自性再次整合，儿童能够体验到母亲原型的统一的两极，即既有积极的一面，也有消极的一面（Fordham，1944—1969；Sidoli，1989）。

原初的自性可以通过象征来表征。在儿童身上，自性的表征植根于以母爱为基础而建立的身体意象。身体意象的形成是觉察自性和探索内在与外在世界的源泉。

原初自性与父母原型相联系，它指示、引导和控制着意识自我的涌现，并激活从一种原型结构至另一种原型结构之间的通路。诺伊曼（1949）也认识到了心灵的先天的、强制的与目标指向的趋势，并称之为“趋中倾向”，而将儿童自出生开始到在集体的情境中实现自己的个性特质的过程中所表现出的驱动力命名为“自同构”（automorphism）。趋中倾向是一种先天的表现，指引着儿童的发展，与弗德汉姆的主张不同的是，它与经母亲调节的环境刺激同步行动，其任务为汇集原型领域并激活儿童的心灵中存在的原初母亲意象。

在诺伊曼看来，自性的运作和环境刺激的共存使原型的结构得以扩展，由此一种占主导地位的原型逐渐被另一种原型所取代。为了在心理上具有可操作性，原型的汇集需要以适合儿童特定发展阶段的方式被唤醒，并且最初必须被真实的体验激活。自性准备和引导着与母亲原型的相遇，之后是与父亲原型的相遇，它的能量使得儿童对其父母形成感知（Jung，1909—1949）。

在出生时，自性植根于生理与心理的统一体中。如诺伊曼的定义（1963），身体的自性（physical Self）包含了身心的同一性，以及位于单一结构内的遗传和个性，并且代表着自性的第一手的确凿体验。另一方面，母性自性（maternal Self）则是外在的、关系化的自性，在孩子的身体自性中得到完善和补充，从而导致一个统一的自性的形成。

出生后大约一年的时间里，孩子必须借助母性自性来达到他或她自身的自性，这与儿童学习走路所需要的时间是相一致的。

当这个“双重统一体”解体时，意识自我便诞生了，在自我和自性之间就建立了一种特殊的关系，即自我—自性轴，通过这个自我—自性轴，孩子将母性自性的经验内化。自我健康诞生和发展的基础依赖于适当的自我一自性轴的确立。相反，当母爱的关怀不适当时，如提供了太少或者太多的关爱，就会在唤醒大母神原型的过程中导致分裂，从而激活“恐怖母亲”或“好母亲”的支配作用。

如果受“恐怖母亲”所支配，自我将会在沮丧和被遗弃的痛苦感觉中发现它的控制结构。如果受“好母亲”所支配，因大母神原型的消极作用没有得到整合（Neumann，1963），将阻碍儿童的适当发展，并将阻止儿童与母亲分离。这种情形在神话和童话故事中经常有描述。例如诺伊曼也曾引用《格林童话》中韩森（Hansel）与葛丽特（Gretel）的故事(1949)，讲述吞食孩子的女巫拥有一座用甜蜜的水果和杏仁糖浆做成的房子。

在儿童的发展过程中，儿童的自性在与其发展阶段相一致的原型中得到了具体体现。自性使得自我在急于离开和进入的原型之间处于持续的紧张状态。这种发展运动是受原型特有的有益与可怕的两面性所支持和强调的。通过这种方式，承担抑制功能的前期阶段的原型展示出其可以引发恐惧和害怕的方面，而下一阶段的原型则展示出它积极的一面（Neumann，1963）。

弗德汉姆和诺伊曼的直觉尽管各有不同，但是他们都描述了出生前就已存在的自性，并且将其视为个体发展的先天倾向，因此他们也成为遗传和神经科学研究领域中婴儿心理生活研究的先驱者。

尽管许多关注人类心灵的生物起源研究的科学家觉得精神分析的理论假设已经被遗传学、分子生物学和神经递质的新近探索发现所超越，但是他们也惊奇地注意到心理分析理论家的直觉不仅没有过时，而且还预测了生物学的发现，因而使得生物学与心理学的汇合和交叉验证成为可能。

染色体上被称为“候选基因”的鉴别与定位——其名字源于它们在决定与个体先天遗传相关的可传递行为和致病特性方面的重要性，并且它们还可以为个体特定的发展计划给予指向定位——可以推论出这一假说，即自性的生物学基础位于个体的 DNA 上。对这些方面的探索或许将有助于我们理解和部分程度上控制现在所谓的“先天的易患病体质”、“命运”或“定数”。

在未来的一百年里，将有可能见证有关神经递质与基因机制方面知识的爆炸，而它们可能是各种心理类型和心理学与精神病理学的各个方面的基础。这类知识同样也会对精神分析的理论和治疗模型产生影响。展望未来，我们可以想象未来的分析师很有可能将采用个体的神经生物学资料来辅助心理分析的工作，由此将自性的概念与交织着环境因素和主观经验的基因方面整合起来。在个体基因构成的知识的指导下，新的心理分析模型将能够观察和鼓励潜能的发展，并发挥最大的主观能动性，这样就可以不至于认为自性是远离生物和基因因素的抽象实体。

离题讨论了有关的生物因素，回忆了弗德汉姆和诺伊曼提出的自性模型之后，现在我将回到荣格的观点，讨论儿童发展过程中的各种因素。

发展的阶段和原型的激活

荣格关于原型的理论中认为有两种因素导致持续紧张的状态：一个是本能因素，它同样也控制着性欲的开始，另一个为精神的因素，对应于更高级的心理和精神功能。

在发展的第一阶段，儿童仅仅觉察到本能的存在，发现身体意识不同阶段（口腔期、肛门期、生殖器期等）的基点以及与之相对抗的各种因素(Jung，1928b)。诺伊曼进一步发展了荣格的理论假设，他将身体及身体语言提升到了原型的地位（1949）。身体自性及原型的本能这一极占主导地位，特别是在发展的早期阶段，解释了为什么身体是儿童表达情绪内容的主要渠道，这些情绪体验既有正面的，也有负面的。身体同样也是表达情绪痛苦的渠道，这解释了身心症状出现的频率。

后来，身体语言成为心理世界的内容、感受和思维发展的根基，成为从身体到心理的通道。在各个发展阶段，摄食—呕吐、喷吐等身体的模型会重现，导致内向投射—投射（introjection-projection）的心理模型得以形成。

吞咽—喷吐、消化—呕吐、保留—排泄、抓住—抛掉等模型构成了儿童接受他觉得好的东西（如牛奶等于爱）和拒绝他感到不好的、负面的、不能消化的、发臭的、不能接受的东西的第一方法。

在一个关闭的、隐蔽的地方被转移、投射或排泄的东西同样为儿童提供了第一次接触阴影的机会，具体体现为难以消化、不能接受、难以忍受的、消极的事物。阴影的激活，从生命的第一个月起就已经表现出来，类似于克莱因式的精神分析师描述的妄想狂—精神分裂的状态。

在学习走路的这段时间里，这些原型体验的涌现显得尤其重要，这一时期对应于离开母亲世界的时期。在这一阶段，儿童开始着手探索未知的世界，通常是在一个探索的、有点干涉的手指的引导之下。

活动性、运动性、探索性、攻击性、洞察力、好奇心以及求知欲望代表男性的内容，它们是男性逻各斯（logos）和女性阿尼姆斯（animus）的先驱，但从原型方面来说都源自母亲的经验。

如果这些早期的探索和求知的体验受到阻碍或是太痛苦而不能让人忍受，那么学习的内驱力和认识的本能就会受到压抑。这种压抑会造成学习能力的下降，这里对学习和求知的抗拒源自知识和痛苦之间的早期联系（Montecchi，1995）。

自性的表征

自性的特征中包含理性的和非理性的、经验的和先验的，并且可以通过象征被感知。在我们通常贮存的意象中，最常出现的自性象征是智慧老人、帮助人的动物、风、宗教象征（如圣婴、基督、佛等），也有像方形和圆形那样的几何图形。

弗德汉姆注意到（1944—1969），儿童经常会画一些几何图形，与荣格描述的自性象征相一致。这些一般是圆形的图形都被赋予了一个中心和多变的内在结构。

圆形可以是完整自性的象征。它们伴随着自我的发展而出现，能够表征其所容纳的自性，也可以把这些结构和身体体验联系起来。圆形的不可穿透性与身体部分的原始经验相一致，或与完整的意象相一致。这使人想起受精时刻的受精卵、眼睛、身体主要的孔窍、母亲的乳房，这些都具有圆形的构造。如此众多的圆形物体可以被婴儿所察觉，完整自性因而可以投射其中。现在我来探讨一下由曾经遭受虐待的女孩所建构的沙画中的自性的表达。选择这些沙盘意象的动机不仅是因为儿童受虐待问题是我在医院中的主要研究领域，而且是因为我首先想到了儿童受虐待的创伤经验与其自性的完整性之间的联系，它能够使我们揭示每一个曾受虐待的儿童天生的易受攻击的特质和可以被治愈的潜能。

当一个人生活中发生的某个事件太过痛苦时，就会导致他激活多种防御机制来阻碍对痛苦事件的加工。相反，如果能发现与所承受的痛苦间的合适距离，自我就不会被完全压倒，就可以去感受、思考与表达痛苦，那么痛苦就可以被忍受。加工和表征的工作，就如我们所看到的艺术家那样，将生活本身转化为一种“艺术品”。辱骂和虐待会引起极大的痛苦，这就迫使个体去利用可以带来治愈（人格中“好”的部分）的资源，这不仅仅出于自我防御，而且也是为了完善人性，同时也会使个体对自身和他人变得更加敏感和关心。

临床个案

第一个个案是一个九岁的小女孩。她和一个小伙伴在罗马附近的树林里散步时被一个陌生人强奸（Montecchi，1989）。自她出生后，父母就因为工作原因而长期离家在外，她由一个比她大七岁的姐姐照顾。然而，很多时候她都是一个人待在一幢三层的房子里。

在她的第一幅沙画（图5—1）中，女孩把各种各样的动物摆在用沙围成的一个圆圈内。每当她感到来自本能的压力时，都会重复这个举动。

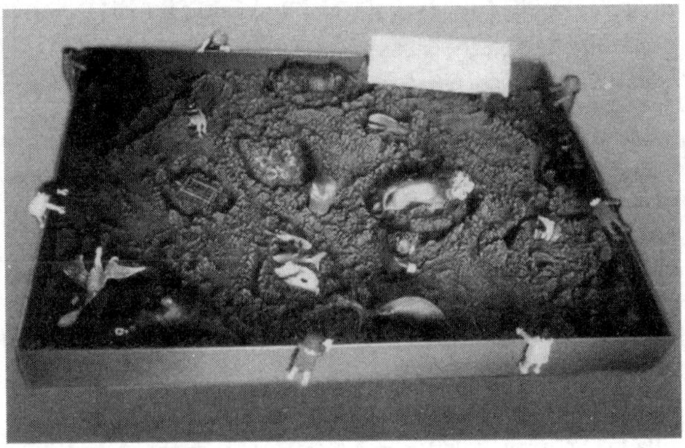

图5—1

这个圆形的意象将我们带回了自性，在这一个案中，自性被召唤以容纳和指导本能的出现。圆圈有着无所不能的魔力般的作用，在许多仪式中都会出现，并经常被用作控制系统。不好的、令人恐惧的东西可以放置在圆圈内，目的是为了对它们加以限制。而好的、有价值的东西也可以放在里面，从而保护它们远离外在的危险，通常是灾难性的危险（Fordham，1944—1969）。

现在我将对一次面谈当中小女孩所构建的沙画的细节加以探究。我之所以选择这幅沙画（图5—2）是因为其中所表达的内容的强度，同时也因为其中提示了许多主题，正如我经常在临床实践中观察到的那样，在实际受到性侵害之前就已体验到父母关爱的缺失的儿童所构建的沙盘中，这些主题曾重复出现过。

建构这个沙盘意象分为两个阶段。第一个阶段，女孩建起了房子、喷泉，并放置了七个小矮人中的几个小矮人，在沙盘中心位置，她放上了一个正在玩球的小男孩，在右上角，有一只章鱼。她将这一景象描述为一个小镇，人们正在劳作，“他们在锄地、铲土或是摘花，那男孩在玩耍”，那只章鱼则在恐吓和阻拦路人。

对这一个沙盘意象的分析揭示出在深处发挥作用的能量的运作（小矮人），尽管有持续不断的威胁与一直存在的阻碍，表现为致命的、来自母亲的拥抱（右上角的章鱼）。虽然没有用言语提及，但已通过沙画表现出来。

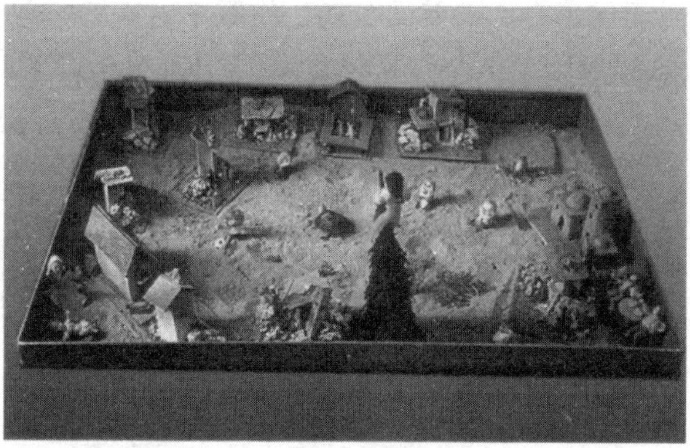

图 5—2

在构建这一沙画的第二个阶段，女孩在沙盘中心的位置加了一只海龟，在喷泉里放了两头海豚，并在左下角放了一个圣母和一个小孩，隐藏在一所房子里。她说：“在房子后面，有一个孩子秘密出生了。”这隐秘地揭示了一个积极的母亲形象和一次新生，与章鱼相对立。她又在底部放了一棵大枞树，树上有一个男人。她说：“那是可以在上面看见任何事物的王子，他抓了两只海豚放在农场的喷泉里。”

这幅沙画的另一个令人惊奇的元素就是海豚和王子之间的联系：有两只被捕获的海豚，就像两个在树林里被抓住并被强奸的女孩。海豚是温驯、爱嬉戏的，有着极强的家族联系的哺乳动物，常被受虐待的女孩用作表达温柔的女性特质的象征。但它们在集体想象中最独有的特征在于它们是能帮助人的动物，它们的出现表明了自性的治愈潜能的存在。

正如沙画所表现的那样，有一个孩子秘密出生，持续了两年多的治疗帮助他在自己身上找到了能量，既充当自己的母亲，也充当自己的父亲，从而克服在治疗面谈中经常出现的无意识的信念和充满诱惑的想法，即被强奸是她被接受、被关怀和被爱的唯一途径。

另一个个案是一个十岁的女孩，患有严重的抑郁症。她的母亲未婚，患有厌食症，她不仅不养育自己的女儿，而且也没有给予她任何关爱（Montecchi，1997b）。这个女人靠耍小计谋骗人过日子，经常经济拮据，利用男人作为谋生的方法，除了办公室工作之外，还从事夜生活工作。女孩经常一个人在家，为了找人做伴，她有时会去拜访邻居的一对老夫妇，也正是那个老男人伤害了她。

在罗马的班比诺·葛苏（Bambin Gesù）儿童医院，她被转介给我的时候，正处于严重缺乏身心关爱的时期。屈服于对情感的需要，她不得不忍受她曾认为是慈爱的“爷爷”的人的蹂躏，而现在她又必须出庭指控他。另外，还存在另一种危险——更大损失的可能性——法庭将有可能剥夺她妈妈的监护权。

在第一幅沙画中，这个小患者在沙盘上摆满了凶猛的动物，把所有空着的地方都填满了。在三个月里的其他几次面谈中，她的沙画无意识地表征了她母亲的工作，和许许多多去她家的她母亲的男朋友。这些沙画也提及她为了不至于一个人留在家中而跟随母亲去夜总会的经历。

有一天，她特别伤心，于是她建构了一幅摆满甜食和餐具的沙画（图5—3）。口腔期行为不再通过填充空白的沙盘空间来表达（在第一次面谈时是如此），而是通过吃的东西来表征。

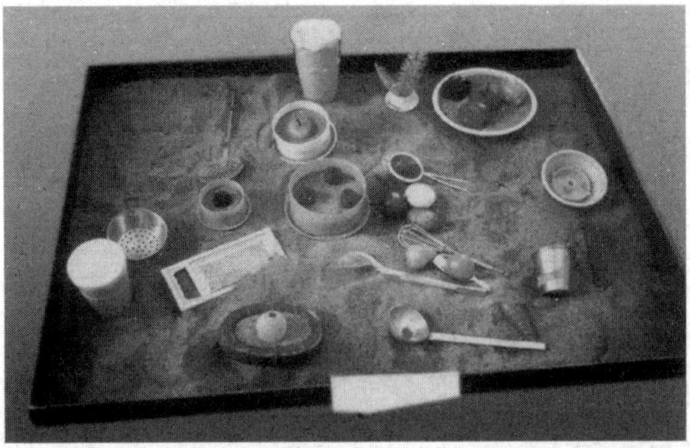

图 5—3

在观察这幅沙画时，我不仅仅把注意力集中在她表征的口腔期主题上，而且注意探索那些厨房餐具所蕴涵的可能性。女孩似乎开始能够自己处理情感需要，并把口腔功能体验为获取知识的手段。

在这个场景中表现的意义似乎在最后几次面谈当中的一幅沙画中表现得更为完整，在女孩构建的这幅沙画意象里，沙盘被分为高低两部分，高的部分代表陆地，低的部分代表延伸的水域。在有水的地方，她放了一艘小船，船上有一个女人，水里有两条小鱼和一头鲨鱼（图 5—4）。

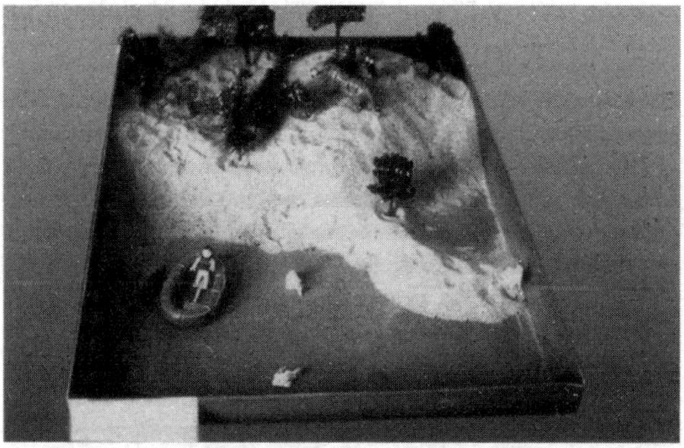

图 5—4

在陆地上，她放了一匹马、一只老虎和一些植物。她把小船向陆地推进，在小船到达陆地时，她又把这个女人从船上拿开了（图 5—5）。

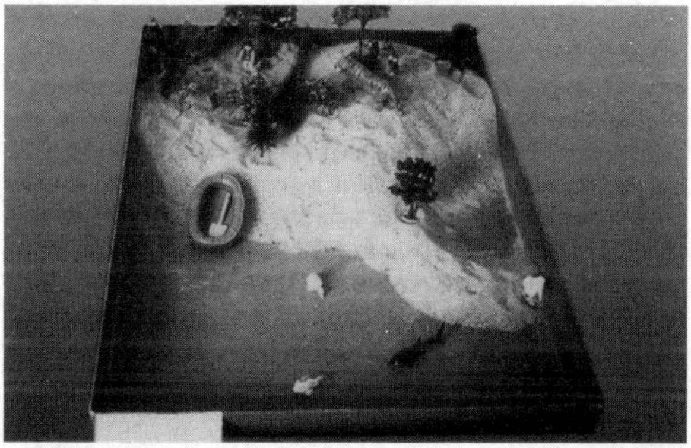

图 5—5

她对这幅沙盘意象作出评述，就像是在讲一个童话故事，讲她的现实的故事和心灵的故事：一个小女孩孤零零地被人遗忘在小船上，一只鲨鱼围着她转，想吃掉她，但是她用一只桨把它赶开。后来她登上了一座小岛，在那里她又发现了一只会攻击她的老虎。幸好她遇到一匹马，这匹马关爱她，帮助她学会如何躲避老虎的攻击，学会完全靠自己来建造一个可以栖身的小茅屋。

之后，她又在沙盘的右手边放了一只鹈鹕。

这个意象不需加以说明，但可以就有关移情方面的涵义做一些评述，以及其中出现的由鲨鱼和老虎所表征的具有威胁性的口腔期主题。故事中的小女孩学会使它们变得不伤害人，她利用了自己所拥有的能量，这些能量是由一匹善良的、能帮助人的马激活的，而马既是分析师的意象，也代表了女孩自性中的治愈方面（图 5—6）。

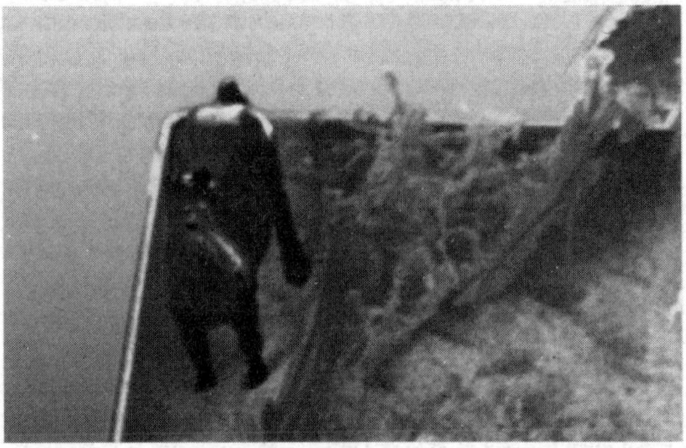

图 5—6

在治疗的过程当中，就在这次面谈之前，这位小患者就已经发展出一种充满性爱与诱惑的移情，她试图去重新体验那个“爷爷”与她的性爱游戏，这种移情出现在一个十岁的女孩身上，令人非常吃惊。创伤体验再次插入移情过程中显示出了多方面的内容，这些内容似乎是分离的、对立的。性爱方面的移情具有治愈性虐待造成的创伤的功能，但同时，这充满诱惑的行为又具有抵消治疗效果的作用，让人感到这是对她防御系统的威胁。同时，在移情中重复创伤体验，通过成为被蹂躏的牺牲品来获得带有欺骗性的情感，正是她用来表达对充满温情和接纳的父母功能的需要的途径。

只有在确认了移情中所表达的不同意义之后才有可能构建这样的沙盘意象，对意象的分析揭示了转化过程的激活。在来自童年被虐待的创伤体验中，自性的人性化的正常进程受到了阻碍。自性依然处于初始期，经常以敌对的对立面的形式表现出来。在梦、绘画和沙盘意象表现的场景中，对由创伤引发的心理困扰的防御，通常在原型意象中以拟人化的方式表现出来，而这些原型意象描绘了被激活的防御机制、心灵的分离活动（dissociative activities）以及由心灵碎片的统合而产生的张力。在这一过程中，只有当个体保存于较深水平的能量获得自由并被整合后，个体的人格才能得以发展。如果个体拥有可以用来抗争的内在能量，它们就可以形成第三方的、在两个分裂开来的部分间起调节作用的元素：自我发展得最好的部分因此可以关照人格中退行的部分（Kalsched，1996）。

在产生幻想时，人格中退行的部分可能会由一个小孩或是一只易受伤害的动物来表征，具体体现为个体不可毁灭的核心，同时也处于超个人的内容水平（自性）。人格中提升的部分可以由一个充满善意或恶意的重要人物来表征，取决于真实生活境遇的性质，保护或迫害人格中弱小的、易受伤的部分。有时候，善意和保护的那一面通过幻想的动物形象来表达，如一匹特殊的马或一只海豚，另一些时候则是以守护者的形象来表征。而在另外的一些情形中，善意—保护的方面与恶意—威胁的方面共存。

人格中提升和退行这两部分是通过自性来调解的，自性同时也包含矛盾的“阴暗面”（Jung，1951），通常体验为破坏性的与消极的。这一理论假设可以在我们的第一幅沙画中找到支持。在这个沙盘意象中，鲨鱼和老虎构成威胁的一面，善良的马则代表了保护的一面。

这个意象也表明性爱的关系和感受如何在具有威胁性的动物上具体体现出来，也表明了分析师的回应，即接纳但不是屈从于移情的要求，如何激活了女孩自身的资源，从而使她能够自我抵御威胁，并汇集了一种原型的移情，表现为为她提供指导的善良而充满关爱的马，以及鹈鹕（图 5—7）。

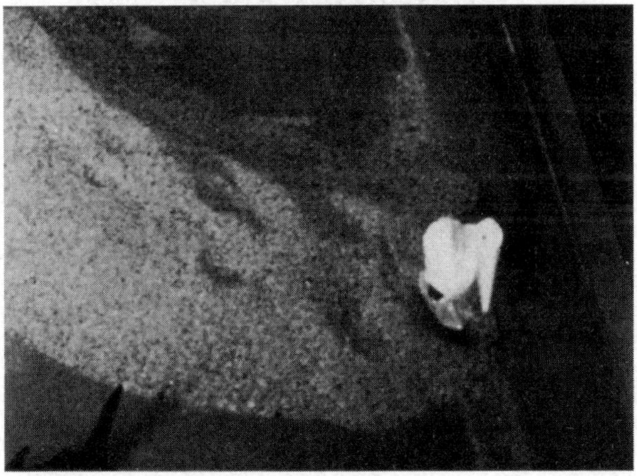

图 5—7

帮助人的动物是神话和童话故事中重复出现的母题。当它出现在个体无意识的产品当中时，它象征着与环境的关系中本能的特性，同时也可以被看作自性的表征。在《神话故事中精灵的现象学》（*The Phenomenology of the Spirit in Fairytales*）中，荣格（1946—1948）解释说帮助人的动物有像人类一样的行为，并能说人类的语言，而且表现出优于人类的知识。它们还是精灵原型的具体体现，以动物的形式表现出来。

这幅沙画中的另一重要特征就是鹈鹕的出现，它是一个卑微的、不太庄重的自性意象。有传说讲述这样的故事：当没有食物的时候，鹈鹕会撕破自己的胸膛，用自己的血来喂养它的孩子。这样鹈鹕就成为了父母之爱的象征，在基督教的绘画中则成为耶稣基督的一个象征。

保存于弗拉拉（Ferrara）博物馆的一幅名为“圣母之梦”的画中（图5—8），一棵树从熟睡的圣母的子宫里耸立出来。这幅画大约创作于1350年，荣格在《心理学与炼金术》一书中对此作了分析（1944）。

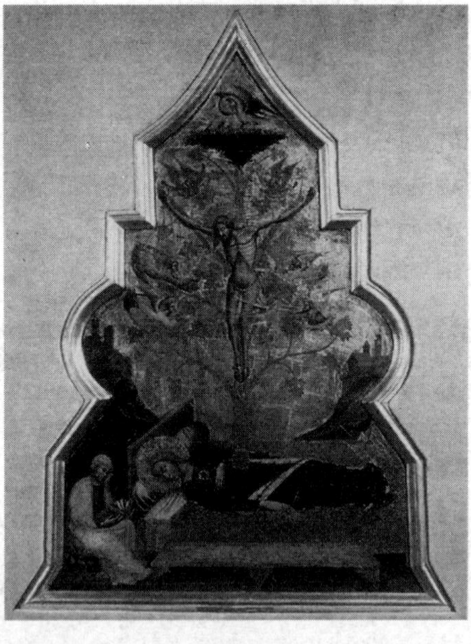

图 5—8

这幅画中，耶稣基督被钉在树上，在树顶上的鸟巢内有一只鹈鹕用自己撕成碎片的心脏喂养它的孩子。荣格将这一意象与关于炼金术的一段文章联系起来，在文中，讲述了一个天生不育的国王的传说。为了可以生育，国王必须回到母亲的子宫，从而使人联想到圣母玛丽亚，耶稣基督通过基督之树自她的身体中重新出生。鹈鹕经常在基督教的绘画中被发现，特别是在中世纪，而在这个沙盘意象以及关于它的评述当中，鹈鹕似乎与转化的过程相联系，这是死亡和重生的过程，以自性和父母原型的激活为前提条件。

这幅沙画中的鹈鹕意象具有相似的内容。病人创造出的场景展示了通过沙盘游戏而体验并表征的转化过程，如何汇聚了自性中最深处的、最原始的治愈能量。

马是自性的动物表现形式，同时也是由与治疗师的关系而激活的原型移情的表征；它的良好本性现在保护着女孩远离原始的、具威胁性的和吞噬性的本性，由被虐待体验而激活的性欲方面的本性，同时也保护女孩远离可怕而致命的母亲形象，这些都是通过凶残的动物来表现的。女孩开始使自己从母亲形象的缺陷中解脱出来，这曾使她遭遇大母神原型的消极一面，同时也使她逃脱了一个具有诱惑力却又施加虐待的男性形象的危险，这一男性形象本可以将她禁锢于一个具破坏力的阿尼姆斯之网当中。有帮助作用的马所体现的男性精神表现出心灵中创造力与自我治愈能力的激活。鹈鹕的出现显示了原型的父母功能在治疗环境中的汇聚，由此弥补了真实的父母体验的缺陷。

通过分析关系中建立起来的新的、积极的信任体验，女孩可以开始修复由其经历所造成的伤害，并且再一次找到心灵的空间，来实现她自己的生活计划。

这些临床个案表明，在沙盘游戏"自由"和"受保护"的空间里（Kalff，1966，第 15 页），儿童的双手可以讲述并处理那些难以用言语表达的经历。通过在沙盘里堆砌沙子和摆放各种沙具来表达一个场景，病人用双手表达出威胁困扰他们的问题、内心世界的冲突以及不可用言语来表露的现实真相，当然，也可以表达出隐藏在层层包裹的情绪困扰中的生活计划（Montecchi，1993，1997b）。

家庭原型

这里所描述的案例同样也揭示了原型父母功能的重要性，同时也蕴涵着原型父母功能与自性之间的联系。对父母意象和无意识家庭模型的关注，使我扩大了对自性的表征和实现途径进行反思的范围，从而提出了存在一个家庭原型的假设，家庭原型对于自性的展现具有非常重要的作用，尤其是在儿童当中。我想先陈述最后一个临床个案来阐明这一假设，之后再提出一系列的理论思考。

荣格学派里经常会谈及母亲和母亲原型、父亲和父亲原型以及儿童与儿童原型，这些都与自性相关，但是这些形象却是被分开来考虑的。这种理论建构没有考虑这三种明显不可分割的形象之间的关系：没有父母就不可能有孩子，没有孩子也无所谓父母。

这三者在个体发展过程中是密切联系、相互依托的，它们的统一体构成了一个原型模型。这个原型模型不仅具有调节家庭关系的任务，而且通过整合对立面，使自性有效地发挥作用。

家庭原型的激活伴随着个体一生，不断地建构其与内部家庭和外部家庭的关系，在恋母情结阶段承担着特别重要的作用。每一个个体从受精时就开始体验家庭原型的存在。在我们关于身体的体验中，母亲—父亲—孩子这个三元体留下了生理的烙印，鉴于身体与心灵或心灵与身体体验的不可分割性，这个三元体就构成了所有心理动力的基本要素。

精神分析极力强调母亲（现实的母亲和内在的母亲）在儿童发展中所起的作用，这是对母—子关系的一种排外的、片面的关注，而把父亲归入稍晚一些时候才发挥作用。这一方法的非科学的基础以及缺乏与临床观察的一致性，促进了对父亲的补偿性关注，如鲁伊基·肇嘉的《父性：历史、心理与文化的视野》。这也导致了 Elisabeth Fivaz-Depeursinge 与洛桑小组（Fivaz-Depeursinge，Corboz-Warnery，1999）的研究，他们的研究通过洛桑三分体与游戏（Lausanne Triad and Play，LTP）提供了家庭中原初三角关系过程存在的实验证据，这一三角关系早在生命的第一个月，就已构成了孩子与父母亲双方交流的基础。作者们观察到孩子在出生的那一刻起就用眼睛交替注视父母亲：这也就是说，从一出生，孩子的注意力和情感就指向了父母双方。

在发展的早期阶段，家庭的原型通过身体而激活，正如其他原型也是如此。对自己身体的探索，伴随着对身体的个人意象的获得，引导孩子到达所谓的生殖器期来发现他们的生殖器，以及两种性别之间的不同，尤其是父亲与母亲之间的不同。

这一阶段的俄狄浦斯情结最为突出，激发出乱伦的欲望。荣格（1913）认为乱伦幻想是一种原型，其意象隐含有着双重内容的象征性意义：一方面是退行的，另一方面则是前行—转化的。

关注乱伦这一主题必须考虑到它是在发展的哪个阶段被唤醒的，因为

"乱伦"的出现对于儿童和成人来说有着不同的意义。在儿童的恋母阶段，儿童为从生理到精神、从家庭到社会和集体（与进入学校相一致）这一关键的过渡做准备。这一过渡也意味着失去与父母的联结关系，并且激活了一种克制的驱动力，这种驱动力试图巩固已经体验过的心灵上的最初联结（Neumann，1949）。

乱伦的欲望也表现为试图维持家庭的稳固，可以说同族婚姻的结合是为了整合心理的构成要素的需要而服务的。从这一观点出发，乱伦象征着同质的形式相结合的倾向、个体自身特有精髓的提升、个体自己最深邃的部分的发现。通过实现个体与他或她自己的存在的联合，过去或将来的联合，个体致力于自性化的心灵内部过程（Jung，1946）。在自性化的过程中，回望已经逝去的不会成为前进的阻碍，而会使生活变得更富于深度与强度（Jung，1912—1952）。

儿童通过现实中的父母来体验俄狄浦斯情结和乱伦原型，父母从中获得了心灵的意义，不仅仅因为他们给予了孩子关怀或依恋的过程，而且也因为现实的父母是父母原型模式的具体体现。这些原型模式作为儿童先天遗传的部分表现在儿童身上，虽然需要现实中的父母的存在以启动原型模式的激活，但原型模式会继续发挥作用，甚至在父母死亡的事件中都会发挥作用（Jung，1916—1948；Neumann，1963）。除了真实的父母之外，父母的原型意象也是非常重要的。

虽然恋母情结的三角关系常在孩子与父母之间引发冲突而被视为问题，但它也是一种家庭三角关系，指导着儿童不断朝着更为整合地而不是孤立地激活母亲、父亲原型和儿童原型的趋势发展。正是这种整合能力将家庭原型与自性结合起来，其中的一个主要作用就是通过象征的途径而达成的统合来整合心灵的对立面。

自性中所包含的成对出现的对立面中有一个是男性—女性的对立面，其首要的表现就是为人父母的夫妇。从心灵内部的角度来看，驱使男人和女人结合并生小孩的张力，表明男性—女性具有达到超统一并创造第三元素的需要，从而在一个更高的整合水平上统合对立双方。作为一个心理意象，孩子对应于父母整合和发展的需要，也是父母整合和发展需要的具体体现，代表对立面的结合所产生的能量和新的可能性（Baldassari，Bufacchi，2001）。

朝向整合的张力是为人父母的夫妇的特征，它渗透到整个家庭三角当中，把儿童朝向父母的相应的心理活动包含在内。在恋母情结的情境当中，父母形象的吸引和对抗之间的张力激活了超验功能（transcendent function），这种超验功能整合了对立面，联结了无意识和意识，由此对立的两极分解，从中涌现出第三种现实。

对双亲中异性一方的吸引和对双亲中同性一方的对抗并不是激活的唯一的一对对立面。除了相反的男性或女性形象的影响外，儿童也体验着由双亲所具体体现的男性和女性的内容，而这些内容也正是儿童在其内心必须认识和整合的部分。

在恋母情结阶段，父母所代表的男性和女性两极在心理内部的联合产生出一个第三方象征元素——家庭原型——促进整合，包含并概括了全部的恋母动力。

家庭原型的激活受调节所有原型的汇聚的相同法则支配，在现实的情境中，当儿童遇到能唤醒原型或符合原型的人的时候，家庭原型就会被激活。激活原型的发展过程也可能只是部分的，就像他们也可以与那些能唤起原型的人分离一样。

儿童的无意识家庭意象是源自儿童与父母关系的一种内在表征。这种意象只有部分与现实的家庭相符，它取决于儿童个体的需要，或凭借似乎补偿现实的家庭所缺失或不完整的方面的特征，而表现出各种不同的方式。

原型意象中分离或缺失的方面会引起原型缺失部分的表征以补偿的方式涌现，有时也会导致对父母形象和家庭三元体的理想化。

如果外在家庭状况以缺陷和分裂为特征，如果孩子试图在现实生活中实现家庭原型的激活，而不是将它作为内在需要加以认识，那么孩子就会遭遇到成长挫折，这就会成为深远痛苦的根源。另一方面，即使家庭原型是在一种丧失、缺乏和痛苦的现实情况下被激活，将它作为需要整合的内在心理现实来加以承认时，可以释放出能量从而促进自性化的过程，例如，就像发生在父母离异的孩子身上的那样。

将注意力从儿童转向成人时，我们需要注意，在这里家庭原型又一次处于许多涉及个体的生活和行为的重要问题的焦点位置，这些问题都围绕着家庭原型这个轴心。如果成人试图在现实生活中实现家庭原型的积极面，渴望一个理想化的家庭，那么他们的尝试是注定要失败的，同时会产生极大的不满足感和痛苦，并使他们的情感关系变得问题多多。

在上述这些情形当中，心理分析工作可以帮助个体认识到家庭原型是一种心灵内部的现实，是自性的一种表征，从而释放出能量。拥有这种能量，个体才能处理伴随着现实家庭的形成而来的不可避免的变化无常。

家庭原型的表征

家庭原型在每一个时代、每一种文化中都可找到。在西方社会，在最频繁出现的基督教绘画之一——《神圣家庭》当中可以找到它的表现形式，同时在神圣的三位一体的表征中也可找到，而三位一体这个意象就是整个基督教神学的结构。在《神圣家庭》中我们可以发现母亲、父亲和孩子（玛丽亚、约瑟夫和耶稣）三元体，这个三位一体是由圣父、圣子和圣灵组成的，在《旧约圣经》的绘画中常表现为女性智者舍姬娜（Shekhinah）。荣格把三位一体的教义视为自性的表达，在对其所做的评论当中，荣格（1942—1948）突出了玛丽亚与圣灵之间的相关性，而诺斯替教派视其为母亲。

圣母玛丽亚意象的重要性，尤其是对天主教徒来说，不仅在于揭示出在男性支配的宗教文化中女性—母爱的重要性，更重要的是，它揭示了超自然家庭三角关系表征的心理需要，从而表达了家庭模型的超个人层面。

从宗教意象回到临床经验，我们注意到家庭原型，通常出现在基督教绘画中的诞生场景的家庭原型，也频繁出现于许多病人（特别是儿童）的梦境、绘画和沙盘意象当中。

分析治疗中的家庭原型

为了阐明在分析治疗的情境中家庭原型是如何表现出来的，我将再次引用我在医院工作中遇到的一个受虐案例，因为在这类病人身上，家庭的联系和父母的体验受到了严重的伤害。家庭原型的主题经常会出现在他们的沙盘意象当中。

个案是一个十三岁的青春期少女，患有神经性厌食症，由罗马班比诺·葛苏儿童医院精神病与心理治疗科转介而来（Montecchi，1997）。虽然她很瘦，但更严重的是抑郁，缺乏表情，语言迟钝。

她的抑郁开始于觉察到她父亲抚弄和展示他阴茎勃起的“鲁莽”行为，对此行为尽管有巨大的阻抗，但她还是在治疗的过程中将这些描述了出来。同时，由于她母亲经常外出工作，她没有感受到来自母亲的接纳和保护。女孩经常在失望中等待双亲中的一个或另一个。尽管她意识到了自己的伤心，但是她并不想对此进行探讨，因为她害怕说出来会增加痛苦。由于她说话困难，我建议她通过沙盘游戏来表达。

她慢慢地、有点强迫性地构建她的沙画（图 5—9），在沙盘右下角摆了一个诞生的情景，并在相对的一角放了三位智者。然后她在沙盘左下角放上了各种各样的动物和一座房子。她解释说："人们带着礼物、动物和食物去朝拜圣婴。三位智者也带着珍贵的礼物去了，但是他们还有很长的路要走。圣婴在那里接受这些东西。圣婴没有思考，只是接受礼物而已。"

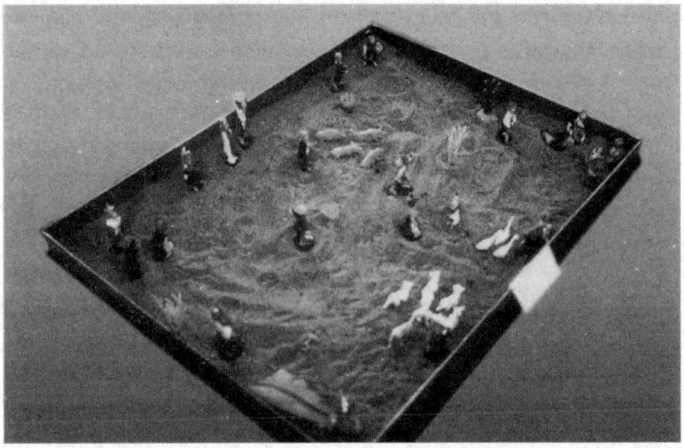

图 5—9

我想指出这幅沙画场景中出现的重要元素。首先，圣婴是在外面的，没有容身之处，没有容器，他仅仅是在那儿接受礼物，大多数都是食物。口腔期的主题都在这幅沙画中通过食物这样的礼物表现出来了。

三智者的三位一体暗指自性，他们携带的是具体的礼物（不是食物），导向转化。三智者也是父亲原型的意象，代表着转化的因素，但还离得很远。然而，在这幅沙画中，圣婴没有与诞生、复苏、实现潜能和新的发展可能性这些主题联系起来，相反，他与退行和被动相关，因为他只是在那儿接收礼物。

圣婴这一角色让人回想起一些美洲土著部落用于治疗抑郁症的原始方法。当受阻的愿望得到满足时，病也就好了，就像遭受痛苦的人或萨满巫师的梦所揭示的那样。治疗通过"梦的狂欢"来进行，在狂欢宴上，部落成员为遭受痛苦的人带来物品，或是物品的象征替代物，他们假定遭受痛苦者会渴望这些物品。由此，抑郁的病人以象征的形式重新获得了曾失去的心爱物品（Ellenberger，1970）。

这幅沙画揭示了一些严重的心理状况，也暗示了转化的可能性。沙盘中创建了这样一个诞生的场景，标志着家庭原型的激活，这个家庭原型由父亲—母亲—孩子三位一体组成，并且会在以后的沙盘建构中以不同形式重复出现。

在这里，当心理状况是以与母性原则的关系为中心时，家庭原型的激活非常重要，因为它把与母亲的关系从中心位置移走，并在病人身上引发重生的幻想，以及内在家庭的转化的幻想。

在与个体治疗并行的家庭治疗中，正在发生重要的心理运动。父母之间的冲突过去被小心翼翼地掩盖了，现在却浮现出来，它的出现使父母亲考虑离婚的问题。家庭群体内部的运动伴随着女孩的心理活动，在这个时刻女孩发现自己的内心正面对着与家庭相关的主题。

在治疗开始一年后的一次面谈当中，女孩创建了一幅沙画（图 5—10），这个场景代表的是“一家人在父母结婚周年纪念日那天照相”。就如她自己的家，家中有四个孩子。这种相似性强调了真实生活世界与沙盘中表现的内心世界之间的联系。在对结婚周年拍照进行评论时，女孩说：这表示结婚后的人就会在一起而不分离。

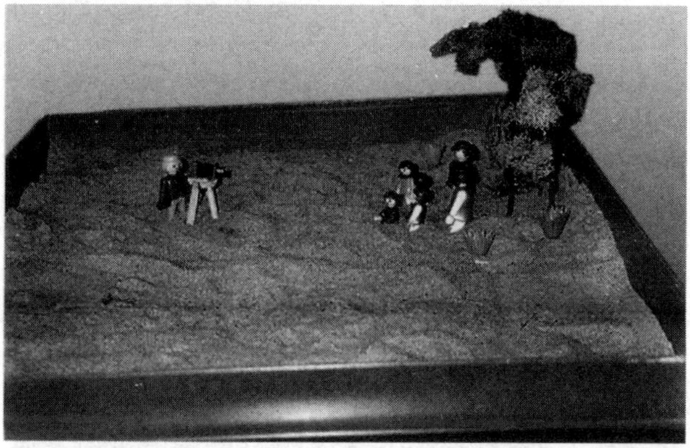

图 5—10

女孩的家庭中发生的事情，在家庭治疗期间所发生的事情以及女孩在个体治疗期间所发生的事情之间，有着明显的联系，内在家庭的主题被激活并被加工处理。在沙画中表现出了她希望在现实生活中拥有的完整和理想家庭的愿望，然而她还没能认识到这样的家庭原型的意象就是她自己的内在需要。摄影师的在场及场景所指的是在拍照，很明显地指出看待这种内在现实所需要的态度：重要的是要认识到它作为一个意象的价值。

摄影师观察现实并将现实转化成意象，是个体自我意识功能的具体体现，这种自我意识功能通过治疗及与治疗师的移情关系而激活，照相机则提示这个过程是怎样展开的。照相机通过光圈和镜头来观察并聚焦现实，对需要保留的景象进行选择、分离和聚焦，打印成照片，将过去发生的事件的记忆栩栩如生地保留。

病人似乎全心投入到了选择和聚焦家庭意象的过程当中，之后会把这个家庭意象保留在内心。沙盘中的家庭意象是一个幸福而完整的家，这也揭示出她需要且有能力在自己的内心把握这个团结的家庭意象。

沙盘游戏治疗开始于一个弱小和松散的家庭意象，其中孩子是一个被动的礼物接受者（正如第一幅沙画所示），然后再朝向一个理想和完整的家庭运动（如结婚周年的照片的意象所示）；现在，终于，在最后的沙盘游戏建构当中，产生出一个内在的家庭意象，让病人得以成长，并陪伴着她成长。

在最后几次面谈中的一次面谈当中，女孩再一次在沙盘的顶部创建了另一个诞生的景象，在沙盘的中央有一口井，中心偏右的位置有很多手提箱，底部有一个蛋糕，上面点着蜡烛。她把这个沙盘意象描述为“一个诞生的场景，却是一次非常特殊的诞生，因为不再需要别人带礼物来了”。这口井在这里非常重要，因为在它的底部隐藏着许多的“为什么”和“渴望”(图 5—11)。

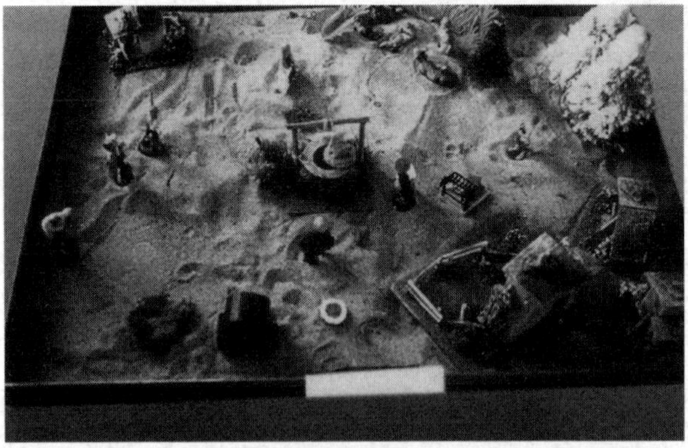

图 5—11

在井里，“我们有时去寻找珍宝，但是现在我们可以完全运用自己的方法和能力来寻找它们，创造它们”。看着那些手提箱，她大声说道：“手提箱，谁知道我为什么要把它们放在那儿？或许这是个车站，他们正准备去别的地方。”

这一个沙盘建构证实了改变的计划和自主的获得。这里诞生的场景不再代表退行和被动，而是代表发展和新生的可能性，也许这是真实的重生，以家庭三元体为中心。家庭原型在女孩的内心变得活跃起来，并且被视为释放心理能量的潜在来源。

井底的水，是转化所必需的元素，可隐藏珍宝：那是女孩可以提取的潜能，她不必期待从其他人那里获得保护和解决问题的办法。

那一圈蜡烛意指生日，同时也象征着时光的流逝：一切来来去去，都包含在一年之终与另一年之始的概念中。一方面，女孩准备好离开她现实中的家庭，接受它的不足，并把她内在家庭的计划托付给外在的世界，她的朋友和她最爱的人。另一方面，与分离相关的问题也与她接受治疗有关，因为治疗已达到了它的目标。庆祝重生也包括治疗关系的结束。手提箱的意象，几乎是在无意识中建立的意象，它们与车站和即将到来的启程之间的联系似乎没有什么疑虑。这幅沙画同样也是计划结束治疗的意象。

事实上，治疗也在几个月后结束了，她已清楚地意识到她没有一个正常的家。对于妈妈，她谈道："她就是她，我不可能改变她。"至于父亲，她说："我再也不会去关注他，他也不可能对我怎样。现在我喜欢和朋友在一起。"

认识到她必须完全依靠她自身的能量之后，她再也不期待妈妈对她的保护，期待爸爸会爱她、尊重她和重视她。她知道她可以依靠在治疗中激活的内在家庭，她知道可以从自己的内心找到自己之所需。她提到了朋友，说明她开始面对外面的世界，或许某一天她会建立一个自己的家庭，一个不同于曾经生养她的家庭：这样的家庭既不是混乱的也不是理想化的，而是有能力有意识地面对问题和困难的。

自性和家庭原型的激活——心灵转化之路

为了能够有效地引导转化，家庭原型的汇聚需要一个长期的心理发展过程，能指导病人艰难地直面荣格所说的"赤裸的真相"（1946，第 243～252 页）。否则，这样的转化仍旧只是一种口头宣告的转化，而不是切身体验到的转化。

心理分析的治疗可以帮助病人与他或她的心理现实进行沟通，指导个体走上个人发展的道路，这种个人的发展定位于超个人的视野，避免个体陷入其个人生活的痛苦事件中而不能自拔。理解存在的原型模式可以改变我们对这类事件的认识，使个人的“命运”产生更积极的转变。

尽管在荣格包括后荣格学者（虽然观点有所不同）详尽阐述的自性的模型当中，都重视发展过程当中的先天倾向和“预先注定”（predestination），但所谓的预先注定并不是完全绝对的。个体的内在模型可以在某种程度上被改变，正是这种可能性使得治疗有意义。心理分析并不能让我们逃避心理和生理发展的必然，但可以让我们赋予这些必然积极的意义（Bernhard，1969）。如果我们理解自己存在的模型，就可以改变很多事情，由此也可以避免它的很多负面作用。这样我们就可以为“命运”带来更积极的转变。

回顾童年时期所经历的创伤性事件（这些事件通常与神经症、精神病的产生相关）并赋予它们新的意义，可以修正这些事件的负面影响。正是这些事件——在理想状态下我们有时认为是意外和可以避免的——需要被重新考虑，并被视为个体存在的实现过程中的一部分。认识到这一点，我们将越发清楚地知道，这些事件所包含的痛苦，是现在和将来的心理过程的形成中必不可少的一部分。

各种心理动力模型已经证明，儿童的心理发展是如何作为第三种解决对立两极之间的紧张压力（如满足与挫败、对过去的迷恋与对未来的向往，等等）的方法而展开的。这些心理动力模型也进一步揭示了这些紧张压力正是发展能量的产生所必需的。儿童自出生伊始就清楚表达了其自身的发展，他慢慢习惯了因失去和放弃与父母之间的长久联系纽带而产生的“痛苦”，之后也习惯了因必须学会对原始需要和欲望的延迟满足或放弃以及抛弃理想化而产生的痛苦，这是能愉快地享受生活所提供的一切基本条件。

当这样的放弃发生在治疗过程中时，病人就可以觉察到他们父母的脆弱。他们能够理解，父母也没有能力改变行为，因为他们也是受害者，他们没有其他的模式可以学习，除了学习自己的原初家庭的模式。这是一条无意识的痛苦链，而痛苦既被忍受，又被强加。

如果承认创伤和缺陷，承认与之伴随的感受和情绪，便拓宽了认识的可能途径，从而阻断对世代相传的痛苦的盲目重复，那么自性的汇聚以及原型的不同的激活可以纠正发展的扭曲。此外，在治疗关系当中，自性和家庭原型的汇聚，激活了自愈的能力和转化的因素，能够修正个体关于自己的意象，这种意象活跃于个体的外在世界当中，同时也能修正在内在和外在关系中定位并组织的家庭模式。这样对家庭的根基进行重新加工处理，能为病人（不论是儿童、青少年，还是成人）提供一种新的家庭实现的模型。“命运”不再仅仅是对创伤的重复，而变成了天生潜质的实现，独特而真实的个性的实现。

（张　敏　江雪华　黄碧娥　译）

参考文献

S. Baldassare & C. Bufacchi，“Prospective future：piu spazio al tre o unoripetuto infinite volte?” in *Studi Junghiani* 13（2001）.

E. Bernhard，*Mitobiografia*，Adelphi，Milano，1969.

E. Bick，“Notes on Infant Observation in Psycho-Analytic Training，” in *International Journal of Psycho-Analysis* 45（1964）.

H. F. Ellenberger，*The Discovery of Unconscious. The History and Evolution of Dynamic Psychiatry*，Basic Books，New York，1970.

E. Fivaz-Depeursinge & A. Corboz-Warnery，*The Primary Triangle*，Basic Books，New York，1999.

M. Fordham，*Children as Individuals*（1944—1969），Putnam，New York，1972.

M. L. von Franz，“The Process of Individuation，” in C. G. Jung（Editor），*Man and His Symbols*，Aldus Books，London，1964.

C. G. Jung，“The Significance of the Father in the Destiny of the Individual，”（1909—1949），in *Collected Works*，vol. 4，Princeton University Press，Princeton，1961.

C. G. Jung，“Psychic Conflicts in a Child，”（1910—1946），in *Collected Works*，vol. 17，Princeton University Press，Princeton，1954.

C. G. Jung，*Symbols of Transformation*，（1912—1952），in *Collected Works*，vol. 5，Princeton University Press，Princeton，1956.

C. G. Jung，“The Theory of Psychoanalysis，”（1913），in *Collected Works*，vol. 4，Princeton University Press，Princeton，1961.

C. G. Jung，“General Aspects of Dream Psychology，”（1916—1948），in *Collected Works*，vol. 8，Princeton University Press，Princeton，1960.

C. G. Jung，“The Relations between the Ego and the Unconscious，”（1928a），in *Collected Works*，vol. 7，Princeton University Press，Princeton，1953.

C. G. Jung，“On Psychic Energy，”（1928b），in *Collected Works*，vol. 8，Princeton University Press，Princeton，1960.

C. G. Jung, "Analytical Psychology and Weltanschauung," (1928—1931), in *Collected Works*, vol. 8, Princeton University Press, Princeton, 1960, p46.

C. G. Jung, "The Archetypes of the Collective Unconscious," (1935—1954), in *Collected Works*, vol. 9, part I, Princeton University Press, Princeton, 1959.

C. G. Jung, "Psychological Aspects of the Mother Archetype," (1939—1954), in *Collected Works*, vol. 9, part I, Princeton University Press, Princeton, 1959.

C. G. Jung, *Psychology and Alchemy*, (1944), in *Collected Works*, vol. 12, Princeton University Press, Princeton, 1953.

C. G. Jung, "A Psychological Approach to the Dogma of the Trinity," (1942—1948), in *Collected Works*, vol. 11, Princeton University Press, Princeton, 1958.

C. G. Jung, "The Psychology of the Transference," (1946), in *Collected Works*, vol. 16, Princeton University Press, Princeton, 1966.

C. G. Jung, "The Phenomenology of the Spirit in Fairytales," (1946—1948), in *Collected Works*, vol. 9, part I. Princeton University Press, Princeton, 1959.

C. G. Jung, *Aion*, (1951), *Collected Works*, vol. 9, part 2, Pantheon Books, Princeton, New York, 1959.

D. M. Kalff, *Sandplay: A Psychoterapeutic Approach to the Psyche*, (1966), Sigo Press, Los Angeles, 1981.

Kalsched. *The Inner World of Trauma. Archetypical Defence of the Personal Spirit*, Routledge, London, New York, 1996.

F. Montecchi, "Child abuse e sand play therapy," in *Rivista di psicologia-analitica* 39 (1989).

F. Montecchi, "ll processo di individuazione nelte fasi dello sviluppo infantile," (1995), in *I simboli dell' infanzia. Dal pensiero di Jung al lavoro clinico con i bambini*, Carocci, Roma, 1998.

F. Montecchi, "Famiglia reale e archetipo famitiare," in F. Montecchi (a cura di), *ll gioco della sabbia nella pratica onalitica*, Franco Angeli, Milano, 1997a.

F. Montecchi, "Le mani che parlano e I' ascolto analitico," in F. Montecchi (a cura di), *ll gioco della sabbia nella pratica analitica*, Franco Angeli, Milano, 1997b.

E. Neumann, *The Origins and History of Consciousness*, (1949), Princeton University Press, Princeton, 1954.

E. Neumann, *The Child. Structure and Dynamics of the Nascent Personality*, (1963), Putnam' s Sons, New York, 1973.

第六章　沙盘游戏治疗中的意象和分析关系

威尔玛·玻思欧（Wilma Bosio）

首先，她警示说，我们掌舵时要远离塞壬海妖，
远离她们迷人的歌唱，她们缀满花朵的海草甸。
我独自一人将听到她们的嗓音，她说道，
但你们必须用能擦伤人的绳子把我捆紧，
这样我不能移动一分一毫，绑定在那里，
如同那桅杆笔直而立，被绳子紧绑在桅杆上。
如果我苦苦哀求，求你们把我松开，
就狠狠鞭打我，用一捆压一捆的绳子来绑紧我。

《奥德赛》，Book XII，第 172～179 页

20 多年前，当我还是一名正接受培训的年轻心理学者时，我到罗马参加了一个会议，到会人员是来自欧洲各地区的荣格学派儿童心理学家，其中一位就是多拉·卡尔夫。

在会议上，一位发言者呈现了一个几乎令全场人都头昏脑涨的临床个案，因为他对自己年轻病人的行为进行了过度的解释，多拉·卡尔夫紧随其后做了发言。

卡尔夫令大家都感觉轻松起来。当她在发言时，我就想："如果我的女儿真需要帮助的话，我就将她带到多拉·卡尔夫那里。"

她展示的那些非常漂亮的意象，是我认为她的发言非常可信的部分原因，但她首先打动我的是她对待病人的态度，她所呈现的意象正是这些病人所创造的。她传达了一种非常平静的感受和平和的心态，我凭直觉就知道她有能力帮助我的"内在女儿"，那个仍陷于困境的"内在女儿"。

两年之后，我到昭里孔开始了我的心理分析，之后参加了沙盘游戏治

疗的培训。我曾被那些意象和治疗师的态度所震撼，而现在，我重新发现了这些，还发现了同盟和挑战，这些在我作为一位心理分析师的专业发展当中会继续伴随着我。在我与卡尔夫一起工作的个人体验当中，卡尔夫的话语依然弥足珍贵，正如我第一次与她相遇时她的话语一样。

那充满接纳但大部分时候是沉默的氛围，正是卡尔夫的话语最初发源的地方，这一氛围又因那沉浸在昭里孔的静谧之中的老房子的幽暗，而格外被烘托出来。

每一种良好的治疗方法，都需要沉默和内心的倾听，而沙盘游戏疗法则认为沉默和内心的倾听是不可或缺的，至少在治疗的第一个阶段是如此，尤其是在考虑到解释方面的问题时。从这个意义上说，沙盘游戏治疗师的态度和心理分析师是没有多大区别的，分析师也尊重面谈过程中接受分析者所讲述的梦里显示出的内容，其原则是避免预知的结论或推断性的评论。然而，到目前为止区别在于在沙盘游戏中，这种尊重会更全面。治疗师的干预似乎并不是局限在通过提供扩充（amplifications）来激发与意象之间的对话，而是停留在更早期的阶段，等待着意象自身在其真实的三维空间里，引导自我进行对话。

从沙盘游戏治疗最早的应用开始，到它在荣格心理分析世界的传播，沙盘游戏不仅受到善意甚至热心的接纳，而且也有一定程度的不自信。某些偏见贬低了沙盘游戏的价值，使它的应用领域受到了一定的限制。口头言语总是被看作分析关系的手段和中介，是解析移情与反移情的必要工具。由于在沙盘游戏治疗中，口头言语的使用被认为是相关性不大的，因此导致对沙盘游戏缺乏信心的态度，并倾向于贬低它。如果一种治疗方法需要很少的沟通，那么就会有一定的风险，如来访者可能会认为治疗师不知道发生了什么，或没有发生什么，或至少在治疗中发生的事情没有通过意识来进行整合。如果只重视沙盘游戏的意象本身的重要性，没有进一步涉及病人的意识态度，那么会因此导致人们轻率地贬低它。因此，如果要扭转人们对沙盘游戏不好的印象，那么最好的办法就是一方面要考虑为意象提供反思，另一方面要尽心对待病人与分析师的意识层面的工作。

意象对于观察它们的人来说有巨大的诱惑力，尤其是当意象中包含有远古的内容或者主要是表达了来自集体无意识的素材时，更是如此。荣格区分了原始的意象与个人的意象，他认为意象只能是间接地与外部客体的知觉相联系。在心理学的术语当中，意象具有想象性的表征的特点，并且这种内部的意象与感官知觉的现实总是不同的：意象是整体的心灵状态的集中表达，因为意象表达了在它形成的时刻所汇聚的内容①。

一方面，我们正在处理由集体无意识产生的诱惑力，而另一方面，我们也在处理自我，处理自我的过去，也处理自我当前的处境，这一当前的处境包含了与分析师的人格的相遇。这些就是所有分析情境的内容，而相较于言语分析而言，沙盘游戏的不同之处在于，与集体无意识的接触在较早的时刻就被激活了，因为它在分析关系刚刚开始之时，就已经引入了与原始意象的面对。

这就是为什么我们在文首的引言中提到尤里西斯的原因，我们还提到了他使用计谋，使自己能够去聆听海上女妖塞壬的歌声，而不让自己陷入她们那令人销魂的怀抱。等他与那个具有把人变成动物的魔力、非常迷人的女巫瑟茜相处过后，尤里西斯接下来要做的就是必须抵制塞壬的呼唤。瑟茜事先已从神谕中获悉尤里西斯将来到这里，她还看出了他具有卓越的能力。她将自己献给了他，而且释放了他那些已变成了猪的伙伴们。瑟茜是一个阿尼玛人物，诗人荷马让她扮演的角色要指出前往地狱的路线以及回来时会遇到的危险。

因此，我们必须能够让自己与生命航船的桅杆连在一起，而且要提醒那些帮助我们的人，我们不要与船桅分离，因为我们了解无意识的伟大力量。与船桅捆在了一起，我们就必须抵制各种各样的陷阱和诱惑，只有真实而持续地面对阴影，我们才能识别那些陷阱和诱惑。随着境遇的变化，我们航程途中的同伴可能会向我们提供帮助，或者在某一个海湾中等候，或者是邀请我们坚持某一种治疗和某一个计划。这个神话以隐喻的话语告诉我们，千万不能忘记自身的薄弱之处和其他缺点，相反，我们必须为它们承担责任，好好利用分析移情和反移情这个工具，好好利用发展了一个世纪的精神分析的历史。

荣格在1928年写道："两种人格的相遇，就好像是混合了两种不同的化学物质，如果有任何结合的话，两者都发生了转化。在任何有效的心理治疗中，医生一定会对病人有所影响，但只有当病人也对医生产生影响时，这种影响才有可能发生。如果你不易受影响的话，你也不会影响别人。医生保护自己以免受病人的影响，并以父亲般的权威和专业的权威的光环来罩住自己，这其实是徒劳无功的。他这样做，只是让自己无法使用

① C. G. Jung, *Psychological Types*, chapter XI, "Definitions", CW vol. 6, Princeton University Press, Princeton, 1971, pp. 442～447.

一个非常重要的信息器官。病人依然能无意识地影响医生，并且给其无意识带来变化，这是许多心理治疗师都熟知的：心理障碍，甚至是这个职业所特有的损伤，这些都有力地说明了病人的几乎是“化学反应”的行为[①]。

因此，心灵的感染会使治疗的进行变得很困难，但它仍然是了解他者信息的一个必不可少的手段。

沙盘游戏作为可选方法

1956年，弗德汉姆提出了“想象活动”（imaginative activity）和“积极想象”（active imagination）[②] 之间的差别，我认为这有益于描述正常运行的沙盘游戏过程中通常存在的一个接一个的状态。

开始的时候，病人的防御性是非常强的，他们会缩小沙盘的建构，或者根据自己生活中的地方或事件来创作沙盘。这时，自我是被动的，只是随着时间的推移，“积极想象”开始出现，暗示自我能积极地面对想象。

经验表明，在进行了一段时间的沙盘游戏之后，这种变化就会发生，而当无意识不再主要是表现出消极面，而是成为转化过程的基础时，不管怎样，这种变化都会越来越明显，它能滋养被剥夺了爱的自我，渴望得到爱的自我，直至能带领自我更新，在沙盘中以动人的重生的意象来表达，在沙盘游戏的研究文献中有大量的文章在探讨这类重生意象。这些个案以或多或少充满艺术的方式，取决于病人的人格——但通常都是原创性的方式——展示出了自性化过程（process of individuation）的道路，因此可以表明，这个方法对于数量巨大的神经症患者而言，也是极为有效的方法。在其中的一些个案中，沙盘游戏甚至可以视为“首选之方法”，它给人留下了这样一种印象：作为一种方法，它是很难被其他方法取代的，即使我们很清楚可能找不到证据来证明这一点。

在沙盘游戏过程中，治疗师的沉默总是一种高度接纳的沉默，能够接受在治疗室里所发生的一切事情：试探性的言语和扫视，重复，说话的语气，伴随着情绪、感觉和不舒适的时刻，这些都是治疗情境所引发的。所

---

① C. G. Jung, *The Practice of Psychotherapy*, chapter V, “Problems of Modern Psychotherapy”, CW vol. 16, Princeton University Press, Princeton, 1954/1966, p. 71.

② M. Fordham, “Active Imagination and Imaginative Activity”, *Journal of Analytical Psychology*, 1956, 1.

有这一切最终都会被一种意象所伴随——不管有没有沙具——这构成了病人以及整个面谈中所诞生的事物：它源自两种不同的心理的相遇，即使它们对彼此都相当困惑，尤其是在治疗刚刚开始的阶段。

在一些幸运的个案中，这种暂时性的最初的困惑绝不会对治疗的继续产生危害，而且，确实，通常这种情形会支持治疗的继续，我们有可能还会遇到病人对于自己创作出的意象的态度发生显著转变的情形。这种转变同时也表明，这是意识发生急剧变化的时刻，也是病人对于生活的整体态度发生变化的时刻。治疗的最初阶段是以片面性为典型特点的，之后，就是象征维度典型的流动性，只有当个体能够进入“第三领域”时，这种象征维度的流动性才有可能发生。用温尼考特的著名词汇来说，所谓“第三领域”就是“似乎”领域，即它可能与现实有所关联，但这一现实并不像可以外在观察到的现象那么具体。

通往象征维度的通道，通常通过使用叙说着神秘事物的沙具来宣告，例如，天使能够传达世界之外的维度，或者有在黑暗中能看清事物的动物，或者是能指出玄妙道路的智者和预言家，或者是能够与别人看不见的危险怪兽谈话的奇幻人物。这些沙具证明病人已经与原型的世界产生了联系，而这个原型的世界以希望、重生与转化之源泉来呈现自己。

伴随着意象的建构而说出的口头语言表露了病人对其创造物的态度。病人的意识态度，就像荣格告诉我们的那样，反映了病人的阻抗力量，同时也能帮助我们评价两个对立体系间的敌意水平。病人对于初始沙盘的建构所表现出的态度，事实上部分是与病人所遭受的分离（dissociation）的程度直接成比例的，只不过是部分和简化的比例，因此治疗师的任务就是去守护那些沙具以及整个沙盘场景中体现的象征意义，以便对病人内心中的分离感受作补偿，这种分离还导致病人与他或她自己疏远。从这重意义上来说，治疗师扮演着超越功能的先行者和仲裁者的角色，而超越功能被荣格视为治疗目标源泉。治疗目标就是产生一种心灵状态，病人开始体验自己的本性，这种本性存在于流动性、变化和成长的状态当中，一切都不是永恒固着、僵化或毫无希望的。

下面的两幅沙画，是从一位病人在历经三年的分析过程中所构建的35幅沙画中选取的，它们可以说明一个人随着心灵世界的变化而产生的态度的转变。

玛丽亚，30岁，有癔症的症状，她的右手出现间歇性麻痹，作为一个秘书，这种状况给她的工作带来了相当多的麻烦。她仍然和她的父母生活在一起，但与父母有很深的矛盾。在过去的几年中，她曾接受过一个已婚男子的关爱，那个男人送给她礼物，但并没有打算为了她而和妻子离婚。

玛丽亚将自己全部奉献给了她的家人和她的情人，她经常抱怨一切，这样总使得自己很难受，但她又忍受了这一切。她的问题在于她不能作出决定，或不能为她自己的生活承担责任。

我们在这里不详细描述具体状况了，只能说她在童年时期和青春期缺失了一些东西，导致她疏离自己，不能适应现实。这反过来也解释了为什么她的力比多会是内倾的，结果导致病人生活在一个属于她童年时期的世界当中，迷失在无穷无尽的困难中。她的自我失去了与本能的联系，并且已经萎缩。她似乎注定意识不到自己，而要依赖于她的父母。虽然她不能再忍受他们，却也离不开他们，因为离开父母象征着“杀害”他们。

像所有的癔症患者一样，她非常渴望进入一个精神的领域，但是她却没有能力实现这个愿望。她遭受到一种内部的阻碍，导致她不能开启象征的领域，结果使她的能量回到了身体内部，或者说回到了一种转化性的躯体症状当中。

在第一个沙盘建构当中（图 6—1）——这是在每周两次的治疗进行 7 个月后做的，整体以悲痛和哀悼为特征，当然也与治疗师有关——我们可以看见沙盘被一条小溪不均等地划分成两部分，而小溪仅仅勉强可以辨认出来。

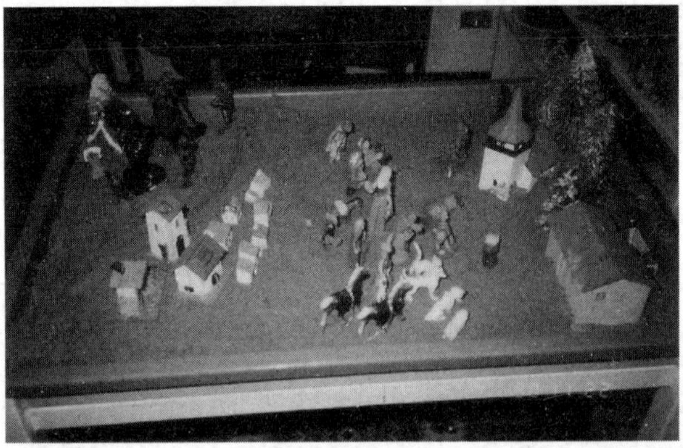

图 6—1

溪水把一系列的代表神灵的沙具分割开来，病人并不认识那些神，在他们身后面站着一位公主，在右边的祭坛上躺着一只作为祭祀用的绵羊。

在沙盘右方较大的部分，我们可以看见一个小小的、毫无生气的村庄就建造在小河的旁边。还有一个有点自作多情的场景，是一个僧侣在平安夜，站在教堂门口等着一群平凡的人，在他们中间有一个睡着了的小男孩。

在她的联想过程中，玛丽亚将东方的神称为“黑色的阴影”，而且讲述说是他们把公主囚禁的。而反过来，公主觉得自己是一个祭祀的牺牲品，很清楚，她是暗示那只躺在祭坛上的羔羊。然而，她想要的是她小时候在圣诞假日里所体验到的那种开心、无忧无虑的生活。那个僧侣使她想起的是她童年时代那个教区的牧师，她说这个牧师在完成自己誓言的道路上充满了折磨与痛苦。

第一个沙盘构造提供了病人的心灵状态的全景，同时也表现出转化的因素。

我们可以说这个病人的自我希望过一种没有冲突和问题的生活，但事实上，她却将自己看成是一个祭祀的牺牲品，以毫无意义的生活的名义被宰杀的祭祀品。她被困在那个一成不变的公主意象当中，与现实相分离。她觉得自己是一个牺牲品，却不知道让她的存在具有尊严的唯一途径，就是切断她与自己的童年的联系以及与父母之间的联系，而她的父母，也因她的投射而被扭曲了。但是要做到这一点，要求她必须对她现在还未拥有的精神潜能保持信念。然而，那个她被囚禁的幼稚的梦，还包含着转化的萌芽：那个正在熟睡的男孩和那个过去充满痛苦经历的牧师。沙盘游戏为这个年轻的女子提供了一种途径来开始一次想象的旅程，这次旅程引导她与两头狼相遇，而它们也最终陪伴她度过了一系列的冒险与奇幻的挣扎。然而，这些冒险活动也清楚地表明，它们是进入生活之艰难的真正的、恰当的“入场仪式”（initiation）。在这一入场仪式的历程当中，消极的态度渐渐被抛弃，从而为病人提供了更多的空间来获得对自身能力的信赖，同时也增长了她倾听自己的力量。

第二幅沙画（图 6—2）是在做了第一次沙盘一年后创作的，刚好是病人接受分析的中期阶段，它揭示了病人对于内在和外部现实的态度的转变：把自己看成一个受害者，使她远离了现实生活，而她现在正在一步一步地克服这种观点。

这个场景显示了一个“北美印第安女子”，她“自己选择”住在一个小村庄里面，照顾着一个两岁的小男孩。附近有一群非常特别的蓝色的马，“这些马使她能在任何时候都可以逃离”，还有一个黑人担着一担美味可口的水果。然而这些水果是多余的，因为在那个时刻，“没有它们，也

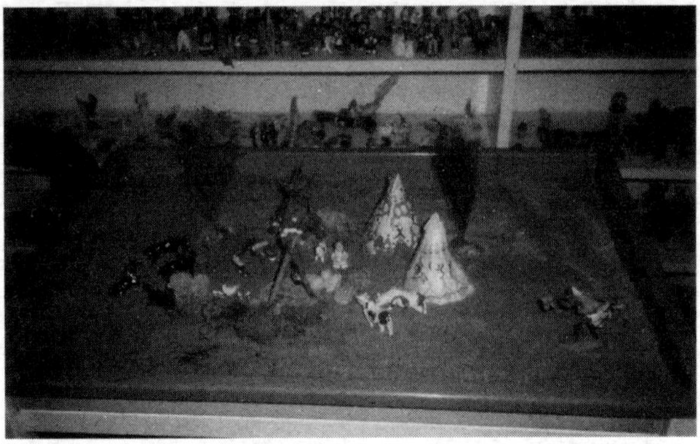

图 6—2

没关系”。

这个场景表现了这样一种时刻的一部分，那是蕴含着持续的抑郁的时刻，但比起治疗的最初阶段，它已经给人一种全新的情感基调和质素了。

每一个人都有一个并非无法忍受的内心世界，我们可以出于自己的喜好来选择这一内心世界，同时也有可能暂时与它保持一定的距离。最重要的是，我们还可以回到一种更简单的、更为本能的生活方式，它暗含着一种切实可行的自给自足。第一个沙盘中那个成为了无法忍受的处境中的牺牲品的公主，在这一次的沙盘中由那位印第安女人所取代：那是一个具有朴素的女性特质的意象，与本能和谐一致，从这里开始病人可以再次启程去寻找属于她自己的空间，与她的天分和潜能相一致的空间。这种视角的改变就在移情（transference）当中揭示出来了，即放弃了那种报复和受害的态度。而在外部世界，这种视角的改变对应于病人根据自己的能力来承担相应的义务这一假设。它还对应于病人自给自足的能力得到了很大的提高，她醒悟了，结束了与那个从来都没有向她许下真诚承诺的男人之间的关系。这个男人代表着男性特质的不成熟的形式，充满幻想，却从来没有能表示出任何抗争或者为她做过任何的牺牲。

我不想更深入地讨论这个特殊的案例，就像其他个案一样，它有着许多有趣的方面。然而，它的确能让我们提出一些关于沙盘游戏的特殊性的问题。

面对这样一个性质的个案，在相对有限的时间范围内，单靠言语分析似乎不大可能使病人的状况发生根本的转变。在这里，我们治疗的病人和我们的沟通很少，很多时候都在哭，不记得她做的梦，很明显无法从我们对移情的分析工作中受益。对于这位特殊的病人，正如其他类似的个案，沙盘游戏治疗证明了是一种真正的首选方法，即使是长程个案，也是非常有效的。在这些个案当中，移情不仅涉及病人把其婴儿期的冲突投射到治疗师身上，同时还激活了自性化的过程，能促使病人不仅发现了自己的同一性（identity）并能在世界上更好地发挥作用，同时还改善了他们和潜能的关系，这些潜能并不是任何个体的特权，事实上它们属于全人类。

对于那些克服了神经症的分裂和从整体上改变了其对于自身和生活的态度的个案而言，其共同的特征可以在这样的事实中发现：病人经历了对象征进行加工的能力的破坏，这一破坏发生在对象征进行加工的基础已经处于母子关系当中的时候，由此而受到了阻碍，阻止他们走向成熟。对这种类型的病人来说，他们的成长和发展的过程受到了阻碍，但是他们发现，心理分析情境的温暖，能提供一种条件，以重新修复他们被中断的发展过程。

疑难个案中的反移情和沙盘游戏治疗

然而我们也观察到，把沙盘游戏治疗视为一个自由的和受保护的空间，对于某些病人来说是很难做到的。他们身处极端的两难处境之中，难以接受沙盘游戏。这里所指的是这样的案例：病人与治疗师的关系是以“见诸行动”为普遍特征的，而且起主要作用的机制是投射认同（projective identification）。在这些个案当中沙盘游戏很可能会被拒绝，因为在这样的病人和治疗师之间很难建立一种基本的信任关系。

同样我们也注意到，如果在零零散散的基础上采用沙盘游戏治疗方法，即使在有限的时间之内，就像我们将它作为“可选方法”那样，似乎它所起的作用在很大程度上也还是沟通病人与治疗师的关系。病人很渴望去取悦治疗师，但这种关系也经常导致治疗师无法获得有益的启示：在某一个时刻，是特别艰难的。那一信息可能会有效地隐藏在显而易见（对病人来说）不具有任何意义的意象当中。

沙盘游戏，即使是在最低的参与度的模式当中，也要求失去控制，而失去控制这样的做法正是这类病人不能忍受的，即使是极少程度地减少控制，他们也无法忍受。

反移情体验的典型特征是窒息感、无助感和压迫感，这将导致与病人的僵化之间的“合谋”，有时候通过病人的要求表现出来，有时候则通过病人的拒绝表现出来。因此，治疗师如果建议采用沙盘游戏来工作，那么沙盘游戏会成为治疗师和来访者双方的逃避之道。沙盘游戏不仅不能创建一种自由而受保护的空间，反而会重新创建一个充满仇恨和愤怒的空间，这样的空间是病人先前已经受困的空间，且在这样的空间里，不可能出现任何转化。

沙盘游戏的目的在于降低病人的防御，但是当病人的防御与分析师的防御狭路相逢时，沙盘游戏治疗就变得无效且毫无意义。在这种情况下，分析师与病人是“合谋”的，因而不能进行恰当的分析工作，直到分析师能够意识到究竟发生了什么事情之时。在这些情形当中，分析师的视域是模糊不清的。有时，即使感觉到那是一个非常困难的时期，分析师也倾向于去将困难最小化。分析师越来越不能对反移情做出合理的分析，相反却困在客观的问题上，不断给病人施加压力，最后也破坏了分析师的知觉能力。这种情况使分析师不能尝试去澄清自己情感的性质，而且也不能弄清造成这种情况的原因究竟是分析师自己的情结，还是病人的投射。

我可以给你们举一个例子，来访者是一个将近60岁的妇女，名叫鲁西卡，她是在做了10个月的治疗之后，出现了非常困难的情况而中断分析的。我引用的沙画是在治疗开始后8个月时做的。

鲁西卡结婚30多年，有3个孩子，她的丈夫有极高的文化素养，但却有非常严重的问题。结婚10年以后，他的边缘型人格表现了出来，因为他总是不断爆发出针对妻子和物品的难以名状的暴力。而引发暴力的事件都是一些微不足道的争吵，争吵总涉及对文化问题的讨论：鲁西卡根本无法避免这样的讨论，因为讨论中她总是一个失败者，最后总是以沉默或者被嘲笑告终。

治疗的最初几个月，她特别喜欢讲述她作为女孩子时的生活，好像就在讲述一篇小说。她的描述非常丰富，有许多戏剧性的细节，也挺吸引人的。病人已经达到了这样的时刻，她一点一点获得的相对的保护感，加剧了她的内在冲突：一方面，有可能在她的婚姻中重新获得意义，能够自己决定她的生活和怎样利用时间，甚至有可能离开她的丈夫；另一方面，她也面临着屈服于对她丈夫的恐惧，继续忍受他的暴力和虐待狂般的淫威。

图6—3是鲁西卡做的一个沙盘，这个沙盘意象显示了一个小湖，湖上有几条船，其中一条船上有个渔夫正准备卸下一条“珍贵的鱼”，然而不远处有一条鲨鱼想从渔夫那里抢走那条鱼。沙盘的下部，有一个小男孩躺在水里，他的旁边是一个光着身子的女人，躺在那里晒太阳，她好像根本

没有关注那个小男孩。病人评述说："或许鲨鱼会赢得那场战斗。"

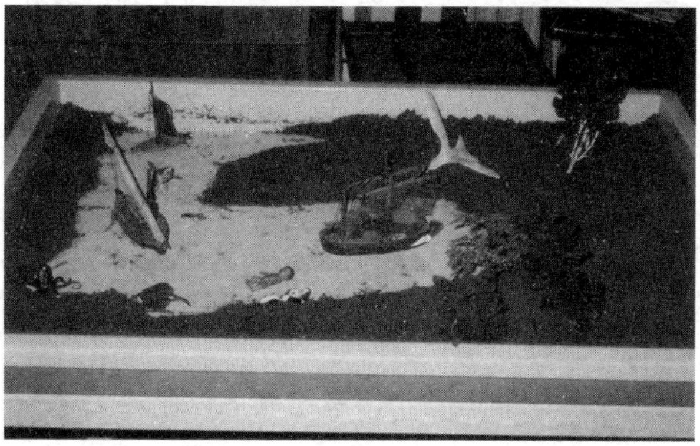

图 6—3

在沙盘里构造的意象揭示了她的内心冲突，她很渴望获得一些有价值的东西，但她的无意识却抗拒她这样做，通过鲨鱼表达出来了。

我们必须补充一点，病人的内在母性态度是没有充分发展的：很明显它困在自恋当中（那个光着身子的女人只顾着晒太阳，而全然不管她的孩子）。这一点后来在关于她的小女儿的联想中得到了证实，她的小女儿非常漂亮，有点早熟且深受"疼爱"，但是她并没有得到过真正的照看或足够的关心。

认真对待自己——她的生活，她的兴趣爱好，她的潜能——这种想法正是与她的家庭状况发生令人无法忍受的冲突的来源，因为在这一特定的时刻，病人会把任何认真对待自己的行动，等同为离开她的丈夫，等同于杀死他或者被杀死。因此，她能做的似乎就是让事情保留到现在冲突加剧之前的样子。这也意味着她不得不中断她的分析，因为分析至少应对冲突的尖锐化负一定的责任。

其实，病人的沙盘构造确实可以视为已经消极地预见到冲突将来的发展概况，但是治疗师并没有给予足够的重视。治疗师缺乏对事态的理解，在接下来的几次面谈中都表现了出来：病人开始迟到，但治疗师却没有对病人迟到的原因表示出足够的重视。面谈变成了病人在家中出现的恶劣状况的重演，在家里她从来没有机会去做她认为应该做的事，因为她是"无知的、愚蠢的，完全不能用她自己的脑袋思考问题"。

事实上，分析师已经被病人关于她丈夫的暴力的报告催眠了，因为当病人的态度没有以前那么被动的时候，她丈夫的暴力行为却变得严重，而这确实是有可能发生的。分析师和病人一起困惑于该如何做，与此同时却从未设法去思考一下，是什么原因造成了病人的迟到。分析师的行为与病人的行为有点类似，病人通过迟到来表现出她的问题，却没有能力来谈论自己的问题。

病人不断地迟到，很可能表达了一种缓慢却不可阻挡的退却，从自我反思的行动当中退却，而这种自我反思正是在她的分析过程中开始形成的。或者可以说她想缩小任何这类反思的范围。但就在此时，她还到达了一个非常微妙的结合点上，此时她的自我与自性之间的冲突变得越来越激烈，而在病人与分析师之间却缺乏有效的支持性的联系。

沙盘的构造以及病人的迟到，传递出病人的信心受阻且充满恐惧的信号，但是治疗师却没有充分考虑到这些。于是病人产生了被遗弃的感觉，因为心理上的遗弃正是治疗师表现出来的结果，她没有能力恰当地对待她的病人。

在这里，正如在所有难以处理的个案当中，对反移情进行分析是一个不可缺少的工具，与病人的意象和言语同等重要，因为它能将分析过程的方向与无意识分离开来，而在这个个案中，是与类似于咬尾蛇的（Uroboric）无意识相分离，因为它正是转化的敌人。分析师让自己分神于怎样处理病人丈夫的问题——而这是一个明显没有解决办法的问题——而同时，分析师也在抑制自己对病人正在体验的自我贬低感的知觉，这种自我贬低感通过病人的迟到以及对丈夫的悲叹而表现出来。

治疗师已经感觉到了他们正经历一个困难的时刻，因此提议进行沙盘游戏治疗。而病人用一种嘲笑与反对的态度接受了这个建议，后来认识到这其实反映了她的防御行为，一种受到类似于咬尾蛇的无意识影响的退化和消极的力量。

分析师与病人在相互进行补偿：病人极其缺乏自信心，刚好与分析师过度的自信相对。反过来说，这意味着分析师再也不能停留在冲突之中了，只有像病人那样做才能从冲突中走出来。

鲁西卡对意象的评论——在她完全不知道这些意象所象征的内在心理内容的情况下所做的评论（“或许鲨鱼会赢得那场战争”），表明存在一个压倒一切的无意识，而如果没有精神同盟的话，那时还很虚弱的自我，就会被这个无意识所吞没。

这个个案证明了这样的事实，即沙盘游戏是治疗过程中不可缺少的部分，绝对不能与治疗过程分离开来。同时它也是病人与治疗师的关系的一部分，在这样的关系当中，治疗师必须总是保持警惕——尽管治疗师和来访者双方相互之间不可避免地会出现疑虑。

安娜

在其他案例中，沙盘游戏不可或缺的最低限度的基本信任也有可能需要一段很长的准备时间。在这些案例当中，由于病人与其父母的原初关系受到了剧烈的损害，要求病人与治疗师必须经历较长时期的相识阶段，才能达到一种重续的基本信任与信心，有了这样的信任和信心，才能够重新开始，同时把心灵的魔鬼拒之门外。对于这些案例而言，采用沙盘游戏是非常重要的目的地：它是可能性的重新发现，既包括游戏，也包括生活。它是长长的如母亲般抚育的过程，设法去重新创建一种基本的安全感。

例如，我回想起了安娜，在多年处于绝望当中之后，她决定进行分析治疗，而在绝望时期，她经常且非常认真地想到过自杀。在完全丧失了所有的活力或热情之后，无论如何，她似乎慢慢地到达了想要自杀的程度。她吃得很少，"不由自主地"在这样的状况中挣扎着活了下来，那是一个令她无法忍受的非常痛苦的家庭和工作环境，在家里她继续和父母生活在一起，而工作是在一个社会机构。

安娜5岁的时候，母亲因为患了肺结核而在疗养院里住了7个月的时间。她的父母年龄都很大，都是勤劳的工人，但是都很呆板。当她妈妈怀着她的时候，她父亲是65岁，母亲是45岁。

安娜继续与她父亲住在一起，而在她母亲生病期间，她只有一次机会去看望。那时候她只用一根手指碰了一下她的母亲，没有拥抱她，因为她确信在她面前的这个女人已经死了。不久之后，她开始被一种可怕的焦虑折磨着，后来，当她长大一点后，她净化了"那件事"。"那件事"几乎一直缠绕着她，除了当她在学习的时候，她就像一只鹦鹉那样机械地重复温习课本，她设法通过唱歌来填补她的焦虑空间，因此，可以把怪兽困住。

"那件事"的根源在于她的父母双方的背叛：其中一个生病了，而另外一个则用病态的关注与爱抚来包围她，这种病态的关注和爱抚在他半遮半掩地手淫的时候发挥到了极致，他有很多冠冕堂皇的借口来强迫那个小女孩看他手淫。

父亲那可怕的秘密行为在安娜的母亲回来后都还继续着，直到安娜到了青春期，她开始更有效地防御自己，当她的父亲请求她的时候，她不再给予任何回应，或者在其他场合待她的父亲很差，但是她却从来没有勇气将自己所遭受的情况告诉任何人。安娜开始接受治疗的时候，已经30岁了，但看起来却像12岁。除了非常消瘦和说话像个小女孩一样，她还发出一种奇怪的令人不愉快的气味，就像那些讨厌鬼一样，使人与她保持一定的距离。

在接受心理分析一年半以后，安娜询问她的治疗能不能在沙盘游戏治疗室里进行，因为她只是想能在远处看看那些玩具和小人偶；而之前她经过沙盘游戏室的时候，几乎是跑过去的，从来都不会停一下。然而，后来在一次次的面谈当中，她都一直将一个洋娃娃抱在怀里，不停地摇晃它，抚慰着它，开始了一个母亲般抚育的过程，我也卷入了这个抚育的过程，关爱着这个洋娃娃。

从这一刻开始，沙盘游戏室就再也没受到冷落：它成了一个指定的地点，在这里我们共同努力，度过了长期的监护洋娃娃的过程。洋娃娃必须在一个充满了温暖，没有暧昧与敲诈勒索的地方被喂养与成长：这个地方允许那强烈的痛苦记忆重新涌现，但那记忆也是非常珍贵的——痛苦、父母之爱被剥夺和心理上的遗弃。事实上，对这个洋娃娃身体上的照顾一直都在继续，直到病人被另一个洋娃娃吸引了。那个洋娃娃是一个处于学前期的小女孩，她的衣着类似于病人小时候的衣着，那个时候她与母亲分开来，生活几近崩溃。

随着第二个洋娃娃的来临安娜开始了一个新的游戏。安娜拿着它沿着沙盘的边框走路，然后她开始敢于让它向沙盘里迈一步或者两步，在这一次面谈结束的时候，她将它放在了沙盘里面，同时放了一堆火和一些食物。这似乎有点像她已从照顾第一个洋娃娃中获得了充足的经验，因此她在重新证实自己有能力进入另一个范围。之后，病人继续用沙子来工作，大多数时候没有用到其他的沙具。这样子一次又一次的面谈之后，她逐渐减少了对自己的沟通的控制。安娜在报告她的记忆、她的梦，还有她日常生活中发生的特别的事情的时候，总会稍稍拖延一下，她并不是一想到这些事情就报告，而是过一段时间后才报告，这似乎是因为她感到有必要对她的情感生活进行强迫性的和预防性的控制，这样她才能远离任何危险的东西。

在第五年后，治疗进入了一个十分重要的危机阶段，局势越来越失控，而病人越来越依赖治疗师，因而情况变得更加危险。她经常把电话打到治疗师办公室的电话应答机上，希望听到治疗师的声音，或者确认一下治疗师是否还活着，因为她害怕因自己“极度”需要治疗师身体上的在场而毁了治疗师。移情引导她回到了她曾经遭受过的创伤的关键点，之后，通过她在沙盘里创造的图案，象征性地去表达包容和被包容的可能性。

在这个沙盘构造当中（图 6—4），沙盘的中心位置有一个洞，周围被一个圆圈包围着，还有病人与分析师留下的手印，一只与另一只紧挨着，位于沙盘的左方，“一起托起那个洞，那件事情”。之后，那两只手都用黏土模型呈现出来了，这一次是从对她自己的手和分析师的手的印象开始的，是更加直接和有意的接触（图 6—5）。

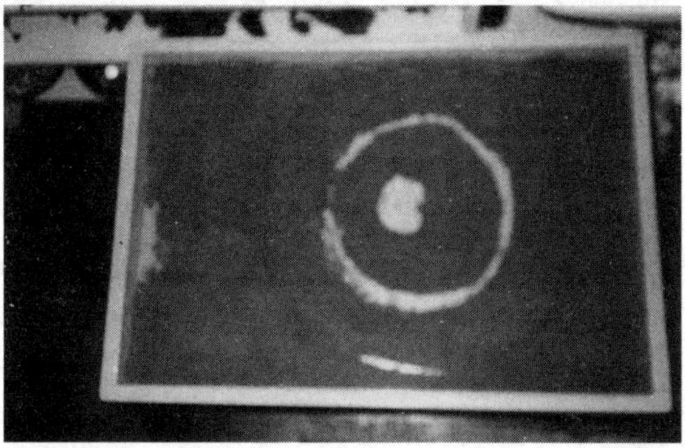

图 6—4

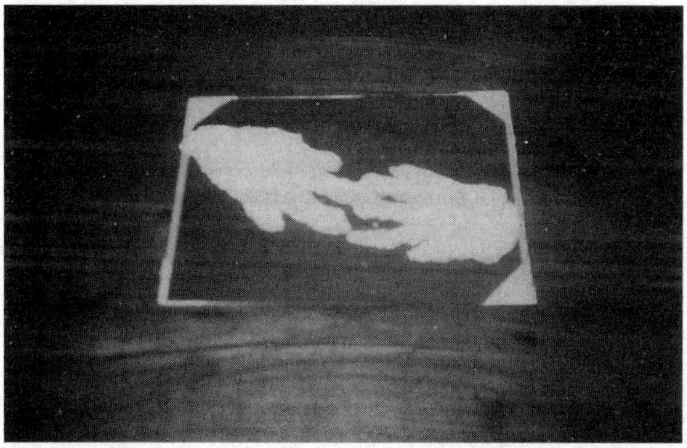

图 6—5

又进行了几次面谈之后，她创建了下面的沙盘（图 6—6），她摆了一个小村庄，村里有一座塔，从塔上远远可以看见恐龙。然而，恐龙被隔离在一个岛上，一座巨大的桥将它们与村庄隔开，桥上全都被植被覆盖，这些植被横贯沙盘，一直覆盖到沙盘的外部边缘上。

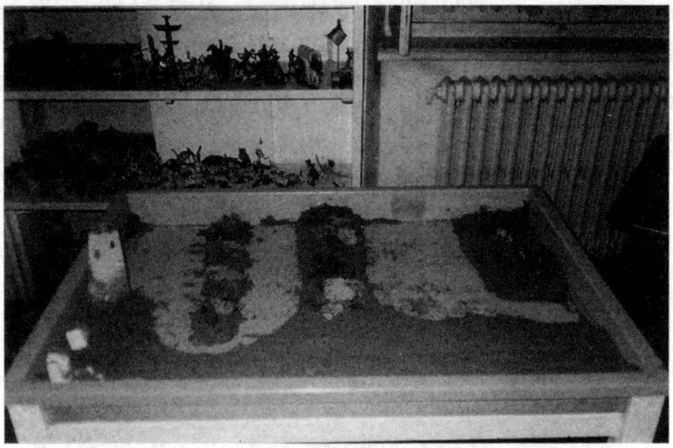

图 6—6

沙盘游戏中的治疗同盟使她能够保持一定的距离来控制她的病理性情结，这通过恐龙所住的岛表现出来。治疗同盟也使她能够与外部世界进行沟通，这表明她有能力区分外部世界与内部世界，而且能忍受分离，还能处理因分离而出现的痛苦。

在摆完这次沙盘之后，病人感到心理上舒服了很多，但身体方面却开始生病了，这是很反常的，因为她从来都没有出现过身体不舒服的症状。她得了严重的流感，之后是耳朵感染，再是猩红热，最后她终于正常了。

她的力比多毫无阻碍地涌现出来，不久之后——我依然觉得这真是令人难以置信——她遇到了一个男人，那个男人似乎比她大一些，但却很胆小，笨手笨脚的。跟那个男人在一起时，这个依然处于冻僵状态的女人，可以找到一种温暖的感觉，她能够表达自己，因而也有助于完成心理分析治疗。在接下来的两年时间内，她悉心处理了与母亲之间的分化（differentiation），她母亲那时已是一个寡妇，总是在她的身边，跟她要许多钱。

后来，在阿西尼城发生了一场地震，几乎把一间教堂里的壁画全都毁了，在重建工作完成后，她去拜访她的治疗师时，说："你知道吗，医生？当我看见那些遭受灾难的壁画时，我觉得无论我们做什么都不能修补它们了，那种感觉就像我第一次来这里看你的时候：我觉得我们做什么都没用。"

这是一个非常感人的个案（就像其他更难处理的个案一样），在个案里采用了沙盘游戏治疗，但它只是作为一种有限的、辅助性的治疗手段。能够得到如此令人欣喜的结果，主要是因为重建了一种基本的信任，从而创建了一种治疗关系，能够将怪兽拒之门外。

对这个病人来说，与洋娃娃一起游戏，是与治疗师一起直接经历的体验，标志着她有一种需要，需要完全从头开始，重新经历一次分化。治疗师起初是以相当被动的方式参与进来的，扮演着保护者的角色，有时候是她请教的对象。沙盘游戏的目标就是希望病人在母亲的陪伴下，能够重新恰当地扮演一个小孩的角色，远离任何形式的暴力的侵扰。而在她过去的生活史当中，暴力所采取的形式就是她母亲的生病和父亲的性倒错。

在这个个案当中，病人的自我认同过程遭受了如此严重的破坏，以至于需要从头开始予以重建，这种修复几乎等同于全新的创造行为，就像病人在拜访她的治疗师时所提到的修复阿西尼城教堂里的壁画那样。为了实现她的分化，她必须重新学习作为一个孩子的体验，通过与治疗师一起分享那种共生的状况，她能够从最初之时，从抚育期开始体验。

在这个个案中，似乎病人通往象征领域的渠道被创伤的状况所阻碍，幸运的是这种状况没有太早出现，但仍然是如此充满暴力，影响深远，使她几乎不能过一种基本正常的生活。看起来，只有通过自杀而“回到母亲那里”，才能摆脱那令人无法忍受的冲突。她的生活就是一个人间地狱，只有在治疗室里她才感觉安全，获得救赎。

安娜指导着游戏的场景，而后治疗师接受了这一游戏场景，而游戏的场景能使她重新获得照顾自己的能力，她身处一个被保护的环境中，在那里她能够表达出她的需要，而这种需要在其他场合下是很难被整合的。安娜是一个非常典型的例子，她需要恢复好一种自我认同的场景，从而做好准备来觉察联系与分化，而就在治疗到了危机阶段时，她觉察到了联系和分化。她能够在沙盘游戏的构造中来表达自己，由此在后来克服了那种危机；而反过来，之所以有可能采用沙盘游戏治疗，是因为她与她的治疗师之间的工作，已经允许她进入重新体验的过程。

在某种程度上，安娜将我们带回到一种原初的阶段：回到母亲的自性中所具有的充实、保护和包容这一自我认同的状态。在分析的情境下，她表达一切的过程——她表达出了一种根本的需要——在某些方面可以比作加工和情感反思的要求，而那些遭受情感痛苦的病人是不能对这些需要进行加工的，他们只能委托给治疗师，或强加给治疗师。但是在这里，情况有所不同，到目前为止，它预见了一种更为简单的解决心理困扰的办法：对创伤的整个历程进行全面的重新加工。

在其他情形当中，恢复基本信任的条件是更困难的，因为要做到这一点，需要把处于心理状态当中的事物恢复过来并转译成言语，而这些处于心理状态中的事物不仅仅是情绪的，还包括身体层面的。然而，病人也许能够整合这样的内容，而这些内容也许能够作为通往意象的桥梁，就像在本书其他地方所提到的由伊娃·帕蒂丝所陈述的案例那样，由此开辟了一条通往其他意象的道路。

在安娜的个案中，那一母亲般的抚育过程是在治疗师的辅助下进行的，它修复了由创伤所造成的损害，引导病人退回到一个甚至更早的状态当中。而这一更早的状态，或许已经打下基础，导致之后的创伤引发强烈的痛苦。

这个个案也使我们对治疗结果进行一系列的反思，这种类型的原初关系可能是女性的阿尼姆斯形成的基础。安娜的思维方式有点类似鹦鹉学舌，不断重复，或者仅仅只是用来填补空白的。她的思维方式过去限定在毫无意义的强迫行为领域里，不会引向任何原创性的或创造性的事物。但随着这种二元关系一点一滴地被修复，安娜也慢慢地体验到了对她那僵化的思维方式的控制的放松，而她的思维方式重新具有了流动、自然，甚至是原创性：她新发现的通往象征领域的通道，都反映在了她的思维方式当中。

结论

多拉·卡尔夫关于沙盘游戏的愿景是以创建一个自由而受保护的空间为基础的，在接受这一观点时，我们需要声明的一点是，这一自由而受保护的空间不是理所当然就会出现的：这是一个需要具有极大的幸运才能达到的状态，有的时候，只有当分析师针对反移情以谦卑和关注的态度来做大量的工作时，才能达到这种状态。

这样的一个自由而受保护的空间通常是很难达到的，因为病人在原初关系中遭受的伤害太深，需要治疗师在分析关系方面做大量的工作，以此为序幕来达到实现基本信任的必需条件。

将心理分析的空间描述成是自由而受保护的，意指在这个空间里，分析师的自我和自性能够去容纳，去辅助，并使这样的一个过程成为可能，即修复病人与他们现实的父母间那种不恰当的或者不充分的关系的过程。恰恰就是因为父母做得不够好，以致这些父母与子女之间的关系不由自主地变成了子女依赖父母的条件，因而阻碍了他们的分化和心理成长。在这种情形下，我们最终能拥有的，就是分析师与病人之间的一种非共谋的关系，而病人的自性化的水平已经被阻碍了。

在前面所举的第一个个案中，我们所面对的是一个发展受阻的病人，伴随着癔症的症状。经过最初几个月的治疗后，病人重新找到了一个足够安全的环境，能够通过沙盘游戏治疗找到一条通向她那遥远的和被疏离的内心世界的道路。

在像这样的许多个案当中，分析师能够理解病人所建构的意象的象征价值，并将它保留在他/她的内心，相信那意象本身能够激活并推进这样一个过程，在这个过程里能发现治疗师的温暖、关注和淡定，能够提供一个基本的工作同盟，而这样的同盟是有效的转化所必需的。

在这里我们仅仅使用了两个意象，一个是最初的意象，另一个则是治疗过程中的转折点的意象，我们以综合的方式，很好地说明了病人涉及内部冲突的态度的转变。这种转变不但与意象有关，而且还与伴随的联想、分析的态度以及整体上对生活的态度都有关系，所有这些似乎都经历了一种改变。对这两个意象的构造进行比较揭示出，第一个意象中的元素以新的方式呈现自己，意义却是相反的。这是自我更新的表达，同样也表达了它与病人之间更深远的资源的关系。病人的任务就是进一步增强自己的力量，进一步地利用她目前所拥有的资源。在所有所需的时间之内，她需继续努力，以创建一种个人自主的状态。

那个被困于黑色阴影之中的公主感到自己是一个牺牲品，而在第二个沙盘构造中她以一个年轻的印第安女人的模样出现，她选择住在印度部落营里，关注她的孩子的需要。这预示着她能以一种更加自然与较少冲突的态度来对待内部与外部现实。更新的自我不再是那个可望而不可即的理想自我的奴隶，那一理想的自我缺乏与阴影之间所有的重要联系。我们在印度部落营里所看到的那幅场景，表达出自我有能力去面对日常生活中的挑战，而且不再有被困的感觉。

然而，我们也必须记住，人格的深远的更新并不是总能见证到的。这有一部分是分析师的问题，即他们在处理特定的病人时所遇到的问题，部分原因是有些病人的问题比我们讨论过的那些病人的问题更大。有一些疑难的个案，他们分化过程的体验是非常危险的，甚至是毁灭性的，使用沙子本身并不能保证不会失败。我们感觉到，只有当分析师与病人重新建立一种基本信任的条件之后，沙盘游戏才会表现出它的治疗功效。如果允许无意识来指导这个更新的过程的话，那么这样的条件是必不可少的，而在这个个案当中，无意识已经失去了其使人麻痹的特质。

G. 马菲曾经写道："在过渡时期里，有可能发生相互转化的心灵体验，在母子关系中找到其根源，接着这种体验就扩展到外部现实世界里：外部现实，就像母亲一样，能够改变孩子；而孩子同样也赋予了能力来改变外部现实……一旦在童年期确立了这种信念的话，那么这种信念就再也不能通过自然的途径来根除：如果在儿童期就确立了改变现实的希望并使现实与个人的愿望保持一致的话，那么后来，即使在受到创伤的情形当中，这种信念也不会消失……在过渡时期所发生的一切事情，都可以通过感受生活的意义来感知，我们心灵的所有产物都可以视为送给我们周围的人的礼物。孩子体验到的被动的和谐状态，将会成为积极的和谐状态……"①。

我们可以补充一点，当沙盘游戏是一种可供选择的方法，或被看成是可供任何特定的病人使用的基本方法时，就可以发现上述积极的和谐状态。对一些个案而言，原初关系足够好，病人所遭受的损害并没有危害到病人的根基。而在其他的一些个案中，必须修复病人的根基，如果没有修复好的话，那么治疗将要遭遇失败。

鲁西卡的个案（她的丈夫是边缘型人格）就是这样一个例子，起初看起来并不是那么困难，这都"得益于"病人在治疗一开始的时候就采用的诱人的防御措施。但随着事情的变化发展，最后发现治疗是在一个不稳定的领域里进行的：自性化的过程与病人阻抗自性化过程之间的冲突找不到象征性的解决办法。相反，它通过病人决定中断分析关系而表现出来，而病人继续处于神经症和毫无进展的强迫行为的状态当中。

第三个个案再一次告诫我们有必要建立一个基本的治疗关系。它取决于在事实上让病人确实回到充满母性关爱的行为当中，病人因此证明自己有能力重新发现情绪与精神的资源，通过这些资源，她能够将她个人的怪兽拒之门外：她的怪兽，她的焦虑，还有她对灵魂与肉体毁灭的恐惧。

在最后的那个个案当中，沙盘游戏室和它明显暗示的游戏的概念，似乎起到了摇篮的作用，等待着一个新生的婴儿。它为病人深远的需要提供了滋养，那是退行的体验的需要，它几乎就像是与一个专为游戏而设计的

① G. Maffei, *Le metafore*, Vivarium, Milan, 2000, p. 340.

空间进行接触，由此为心理层面的诞生做准备，它的重要程度绝不亚于分析师/母亲身体上的在场，由此重新激活了一个原型的过程，这个过程能再一次地使她与生活发生联系，与生活中可能的关系发生联系。

（张　敏　刘建新　叶莲肖　译）

第七章　牺牲：青少年发展过程中的死亡与重生

对精神病动力的起源及其治疗的假设：用沙盘游戏治疗精神分裂症患者的个案研究

罗伦佐·比格纳米尼

荣格对于青少年的心理状态非常感兴趣，例如那些能在成年病人身上观察到的积极性和创造力的迸发，与消极性和破坏力并存，活跃地汇聚在一起。

荣格把青春期视为一个发展阶段，他在 1930 年写道："心灵的诞生，以及与此相随的有意识地与父母之间的分化，正常来说都发生在青春期，伴随着性欲的迸发。"（《荣格全集》第 8 卷，第 756 段，第 391 页）。他的论文《精神分析理论》（*Psychoanalytical Theory*，1913）是对弗洛伊德关于婴儿期的性欲的观点所作出的回应，荣格评论说："性欲在快乐的感觉中所占的小小份额是慢慢增长的，更早的时候我们可以回溯到童年……毫无疑问，它因相对较早而萌发的情欲而强化。随着时间的推移，这一要素获得力量，由此俄狄浦斯情结很快就会采取其经典的形式。在儿子身上，冲突采取的是一种更具男子气因而也是更为典型的形式，反之，女儿会发展出对父亲的特殊的依恋，而对母亲产生相应的妒忌态度，我们把这叫做伊莱克特拉情结，即恋父情结。众所周知，伊莱克特拉向她母亲克吕泰墨斯特拉复仇，因为她母亲杀害了自己的丈夫阿伽门农，即是抢夺了伊莱克特拉深爱着的父亲。"

"这两种幻想的情结都会随着个体的逐渐成熟而变得越来越明显，且只有在青春后期才达到一个新的阶段，在青春后期，正是要脱离父母而产生问题的时候。这一阶段以我们提到过的象征为特征：牺牲的象征。性欲方面发展得越好，就越会驱使个体离开家庭，迫使他获得独立。"

荣格所写的与父母分离的体验，可以在个体出生以后的每一次分离经历中重新见证，并得到解决。因此，在每一个发展的阶段，在内部世界表现出的心理情结会在梦境和创造力中以相应的意象来呈现。它们发挥着有意义的核心（daimones）的功能，并且作为个体的一种指导而发挥作用。对于青少年失控的狂暴行为的根源，弗德汉姆（1969）断言说："这些根源可以追溯到婴儿早期，在那个时期，由母亲及随之而来的家庭其他成员，构成了孩子的整个社会。"（第 20 页）在成熟的第一个阶段，孩子和母亲的关系是以相互依赖为特征的，孩子寻求滋养的功能和来自母亲的关爱。今天，母性的功能越来越多地由父亲来执行，那么当这种角色分工不再那么严格的时候，由角色分工而产生的心理功能就变得混乱了。正是由于这个原因，为了让青春期的孩子能与父母相分离，为人父母者必须能够支持孩子付诸行动的破坏动力。父母的这种象征性的"死亡"，能够使年轻人在乱伦禁忌的规范下成长，结束一种状况，在新的生活中获得"重生"。在我看来，如果缺乏这样的一个"旅程"，将会导致人格结构的脆弱，个体也有可能在以后的发展中产生严重的病理状态。

荣格认为，人格的概念从本质来说应当是可操作性的，能够描述心理的功能，而不是心灵的内容，而人格的创建是一个个体与集体无意识之间、个体与集体意识之间的辩证过程。家庭是第一个也是最重要的"社会"场所。人格的这种辩证性是由于个体需要将自己与现实的其他方面区分开来而引发的，就无意识心理和外在世界而言，它能使个体进而确定自己的同一性。

在青春期，个体的人格结构再一次成为了关注的焦点，与集体的角色发生关联，而此时，这种集体的角色必须变得非常具体。那种无所不能的幻想源自这个时期疯狂的婴儿式的防御，这是男英雄与女英雄形成的时期，其表现则是针对父母和针对社会的充满暴力的攻击。间歇性的精神分裂、抑郁、人格解体以及癔症等在这个年龄阶段是相当常见的。上述这些状态的暴力性是众所周知的。当暴力处于主导地位时，年轻人需要一种"抱持"（holding），类似于母亲为她幼小的孩子所提供的支持和保护一样。这是一个自由而受保护的空间，正如多拉·卡尔夫在她的沙盘游戏治疗理论中所阐述的那样。这种治疗方法能够包容攻击性而不会令它变得自动具有破坏力：它允许青少年自己针对内在的紧张与压力来做实验，既是具有破坏性的，也是具有建设性的，而后这些内在的紧张与压力会得到调节和转化。

伤痕

青春期的很多经历都会给青少年造成伤害，并且在他们以后的成人生活中留下伤痕，这些是内在的裂痕，造成裂痕的原因在于他们突如其来地与之前的生活场景脱节了。分离——这一从孩子朝向成年期成长的过程，涉及脱离家庭与发展，通常采取的是男英雄或女英雄的极端形式（如战争英雄、暴力、吸毒、飙车、酗酒、厌食症、贪食症等）。一方面，这些过程偏爱集体的入场仪式（initiation rituals）；而另一方面，它们使得个体远离反思与重新整合，结果会导致自性的各个部分相分离。极端的宗教选择和禁欲主义的实践，极好地表现了牺牲的母题。这是一个人在走向成年的道路上遇到的第一个重大冲突，这一冲突位于我们的关系体系当中，而这些关系，与依赖的救赎有关。这一心灵的运作要求牺牲即时的、有规律的回应，从而开放自己，进行一些关于自己的内心和外部世界的反思和冥想活动。伴随着这一救赎而来的是父母形象的毁灭，而我们自己的个体存在却有赖于这样的救赎。一般来说，青少年还未能意识到人类的命运，即个体进入成人世界时必须痛苦地割舍自己心目中的父母形象。如果他们继续把父母的形象“保留”在自性当中，就会以牺牲自己的独立性为代价。这种牺牲会阻碍发展，就自我管理的功能而言，会导致个体产生深深的失败感。

在这一点上，我发现的主要问题是给个体以帮助，使他忠实于自己的生涯计划，以便应对自己黑暗的内在紧张压力。但如果没有成功，就会产生负面的影响。这种负面的体验使他感受到挫败，失去同一性，甚至自暴自弃。这样，他可能会通过把他自己的同一性放到社会预先设定的图式结构中来解决痛苦。年轻人面临的挑战就是管理好自己，并且作为一个主体和客体，处理好与自己以及与外部世界的关系。荣格评论说：“生命的自然进程要求年轻人必须牺牲他的童年时代，牺牲其对身体上的父母的孩童般的依赖，以免其肉体与灵魂都陷入无意识的乱伦的桎梏中。”（《荣格全集》，第 80 段，第 356 页）荣格还认为，这种牺牲的意象意味着抛弃所有婴儿般的愿望，因为这类婴儿般的愿望对于心理适应过程中新事物的习得所产生的阻碍，甚至超过固着于旧有的或过去的行为。

有时候，牺牲以原始的内容表现出来，通常与英雄的形象相联系，如死亡的意象、英勇的战斗，以及遗弃与丧失的意象。这些意象出现在梦境、绘画和沙盘游戏意象当中，以及所有的想象当中。它们构成了冲突和困扰的根源。这样的意象当然也能在无意识的水平上活动，如死亡的意象（例如杀害自己的父母）目的是提升意识水平，并且有助于婴儿期作为一个生活阶段的终结。这一体验会给青少年带来痛苦甚至是绝望，并且很可能导致某些自虐行为，如厌食症、自杀等。在这些情形当中，主体没有意识到对立面的辩证性的象征意义，即允许个体的发展。补偿的主题，即牺牲其他人（通常情况下是父母），带有一种投射机制，个体把自己的退行投射到了其他人身上。这些退行（以及退行所投射到的人，通常是个体实际生活中的父母），是不能被克服的，且被个体强烈地攻击。他们还不能辨别实际生活中的父母是什么样的，而父母又代表着什么，就管理他们自己而言，他们还不能区别什么是自己能控制的和什么是自己不能控制的——再一次凸显出他们不能背负生存的“十字架”，这一生存的“十字架”，一方面是紧张和压力，而另一方面则是青少年成长中必须经历的拯救和发展之路。

发展的历程，由十字架这一象征来代表，在从一出生就背负着生存的十字架的耶稣形象中得到了很好的体现。他始终如一地追寻着自己生活的道路（许多次），这意味着他远离父母和出生地，克服了许多挑战，那些足以让他退行到依赖自己阴暗和无意识方面的挑战。在他对上帝的忠诚及对自己的守护神的信任的支持下，在这里，守护神代表着来自我们自己亲密资源的支持，就像一个引导我们，维护我们的天使；基督始终如一直至牺牲，而他的牺牲并不是由自性的失败而导致的，相反，是以爱世人的名义发生的（从象征意义来说，代表着克服对自己自我的借鉴，克服倒退的乱伦欲望）。

在那个挥霍无度的儿子的寓言当中，父亲喜爱最小的那个儿子，尽管他并不值得信赖，并让自己被儿子杀害（父亲，给我那一份遗产）。父亲，即基督，爱儿子到了这样的程度，以至于他接受自己无意识的多次被儿子杀死。通过这样的方式，基督被牺牲了，因为他的行为是愚蠢的，而他最大的儿子（跟着这个寓言而做的想象）本应阻止他的父亲，他因爱那个（弱小一些的）最小的儿子，变得疯狂了。在重建历史之时，法利赛人（年长一些的兄弟们）把他们的父亲送上了十字架。

爱洛斯的死亡与重生

爱洛斯 18 岁的时候，一直尝试着把自己从与母亲的共生关系中分离出来，结果患了精神病，其症状特征是可以听到善与恶这两个相互冲突的精神实体的声音，并且受到头脑里消极的声音的驱使，企图钻到车底下来完成牺牲的姿态。在爱洛斯出生后不久，他的母亲就被丈夫遗弃了。他的父亲同时盼望着与其他女人的孩子的出生。被丈夫遗弃后，母亲就把自己奉献给了自己深爱的“神”，这个“神”就是她的儿子爱洛斯（爱洛斯是患者真实的名字，他已授权我在这篇文章里用这个名字）。他是父母恋爱关系的唯一成果，他们的恋爱关系以失败告终。自从第一次发病后，爱洛斯就生活在一种狂躁的状态中，拒绝任何治疗的建议，他住在母亲的家里，甚至连门都不出，因为对他来说外面的世界是消极的和充满迫害的。

我是在爱洛斯发病的初期遇到他的，那时他刚刚离开重症监护病房，被转到了我工作的精神病治疗病房。他很少讲话，只是傻傻地笑并斜向一边地看着。他似乎被幻觉折磨着，但并没有表示出来，因为这样的幻觉并没有以整合的方式在他的人格中被体验。

由于这个原因，他没有接受任何治疗而在家里待了大约五年时间，或昼夜颠倒，或自言自语，或在没人注意的时候跑出去。他只偶尔和我一个人会面，但不肯接受精神病治疗小组的其他建议。由于精神病症状恶化，他又有两次因为被诊断为妄想型精神分裂症而被送到了精神病房。大概一年以后，我去了另一个城市的医院。我伤心地与他道别，因为我意识到要他接受别的同事的治疗是很困难的。几年以后，他打电话给我（当然是在他母亲的鼓励下），还来到了我的诊所。刚开始的时候，我们只是进行一些社交性的会面而已，后来他开始进入了心理分析的过程。他的分析有规律地进行了大约三年的时间，一直进行沙盘游戏治疗。爱洛斯婴儿期没有解决的问题影响到了他的青春期中期，在这个时期，理想、从属于某个团体的需要，以及争取独立自主等都是主要的问题。在我们看来，这些是年轻人在成长过程中都会出现的普遍现象。而对于爱洛斯来说，父爱的缺失，与母亲唯一而排他的关系，那个突然被丈夫抛弃并尝试着同时实现母亲和父亲的职能的母亲，他自身本能的驱动力和原始的自我防御机制，等等，这一切都交织在一起，表现在自性的凝聚力的脆弱性当中，同时也在本我（Id）的力量中表现出来，当这个男孩面临着在有可能自主的基础上进入社会领域的挑战时。在青春期刚刚开始的时候，爱洛斯就开始认真地学习，并在15岁时开始了工作。总体来说，他和朋友们尽管没有十分亲密的关系，但还是能相处得很好。快16岁的时候，他加入了日本宗教团体，梦想着能和他的老朋友一起去爱尔兰旅行，那是一个充满神秘和魔力的地方。两年以后，他的朋友们决定出发，约定在贝尔法斯特会合。到了贝尔法斯特，他们就开始了工作并且找到了住处。爱洛斯提醒自己应该加入他的朋友们的行列，但当他快要做出这个决定的时候，他的恐惧转化成了精神实体，在善良和邪恶之间徘徊，而且这种精神实体渐渐地能表达某些想法。这些想法不久就变成了声音，刚开始的时候是内在的，后来就变成了外部的。这些声音和他说话，变得越来越大声。打破与母亲之间的纽带，母亲可能会感觉到再次被抛弃，由此而感到的紧张和恐惧，促使他的同一性离散，自性化为碎片。离开家去爱尔兰就好像抛弃了他的母亲，如果这样做，爱洛斯的行为就会与当年他父亲的行为如出一辙。在高度紧张的时候，那声音命令他无条件地冲到高速行驶的汽车底下，因为"我们从尘土中来，我们将回到尘土中去"。

当爱洛斯第一次来到我的心理分析工作室的时候，他处于极不平衡的状态。现在想来，除了我之外，他拒绝见其他人，应当是因为他与我建立了一种关系，而这种关系建立在我一直都对他表示默默理解的基础上，就从他第一次发病开始。爱洛斯开始告诉我他梦境中的意象，这些意象之间完全是分离的。出现了宗教的象征，如十字架，伴随着肢解和暴力的场景。大约一年之后，那时我父亲的疾病到了晚期，在他快要离去而我心烦意乱的那几天里，爱洛斯来到了沙盘室，他看着沙盘，问我一些关于沙子和沙具的问题。

在第一次做沙盘游戏时，他说："我喜欢造金字塔，我想做一个斯芬克斯。"（他一边玩沙子一边大声说）

根据东方的传统说法，这个远古的象征代表了世界的起源（图 7—1）。建在圆圈里的金字塔，可能表征着拥抱父亲原型的坟墓的感受。如果个体的父亲不在场，那么就有可能汇集出一个原型意义上的父亲。一旦我们解决了前俄狄浦斯情结的问题，我们就可以要求母性的力量（以斯芬克斯来代表）来补偿与父亲间的距离。方形代表的是想从母性"圆圈"中涌现出来的父亲。害怕在未分化的事物中迷失自己这个主题也在沙盘中表现出来。在中国西藏的曼陀罗坛场，圆形中的方形则象征着分离前的一切事物。（沙盘游戏意象中可以明显看到的）方形与圆形的分离表明，我们可以得出结论，那里有一种关于自性和关于他者的感觉，这是每一种可能出现的发展的先决条件。

爱洛斯交给我许多抗精神病的药物，他个人想要我每个月给他注射一次，然后接受了沙盘游戏治疗。我自己也失去了父亲，这使我跟爱洛斯开始重建一种新的关系，在几年的时间里，这一关系在我的许多梦境中自己呈现出来，并自主地发展。我有能力让自己和精神病人结成治疗同盟，跟他分享我自己的生活经历和体验，这有助于创建一种共情的通道，而这样

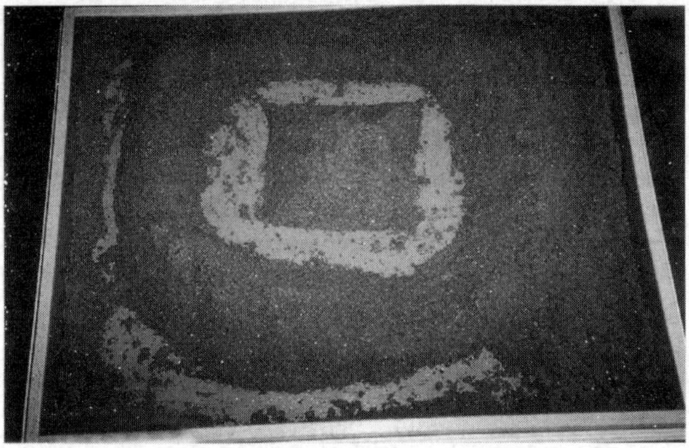

图 7—1

的共情是不能仅仅通过语言的或认知方面的内容来获得的。以我的经验来看，针对精神病病人采取认知行为疗法的框架来进行治疗是徒劳无功的，因为在认知行为疗法的理论框架中，规则或治疗方法不能通过象征的维度，到达一个分析师与病人都能理解的过渡领域。

在第二幅沙画（图 7—2）中，一辆小车从我们所处的地方驶出。新的能量从我们的关系中涌现，使他能够摆脱以前的那种古老的意象，并向前行进。

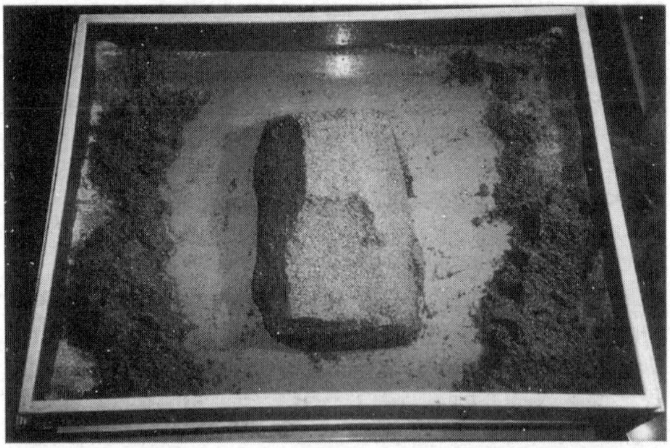

图 7—2

汽车代表着自性的独立自主，能够使他在生活中前行。汽车不再是死亡之源，正如几年前他冲到汽车底下自杀，而是开始新生活的工具。

下一次的面谈爱洛斯带来了这样一个梦：

我和一大帮男孩在一起，我们正在找工作，那里还有许多其他人。一个个子很高、非常强壮的男人对我进行了面试。他说我们必须在规定的时间内完成生产工作，我们完成的产品越多，得到的报酬就越多。我们同意了，于是他带来了注射剂，说要给我们注射，因为如果不这样的话，我们就无法工作。

这个强壮的男人象征了一种能够使男孩子获得自主的阳刚之气，这种自主由男性世界的集体生产意识所代表（其作用是帮助他们从母亲原型那里分离出来）。由于有那种注射，我们可以干活。这种工作模式回到了工匠制造的模式，也就是说，那个男人必须获得产品的生产利润（这是一种疏离的工作模式，但却是达到人类生存的更高水平所必需的）。与沙盘游戏的意象相比，这个梦是更个人化的，也更直接、具体，指明幸亏有了注射，工作才得以继续。爱洛斯仍然非常需要认可和支持，因为单靠他自己的力量还是不够的，他需要一个更强壮的人来支持他。之后，他创作了第三个沙盘意象（图 7—3），他一边构造一边低声说："中国的长城。"

接着，他谈论起了罗伯特·贝尼尼的电影《美丽人生》（*La Vita e Bella*）。金字塔变成了岛屿，这个岛屿的形状是一支箭，指向相对于大陆而言的一个新的方向。我们还看到了对立面——鲸鱼和海豚——分别象征着母亲和自主的孩子。

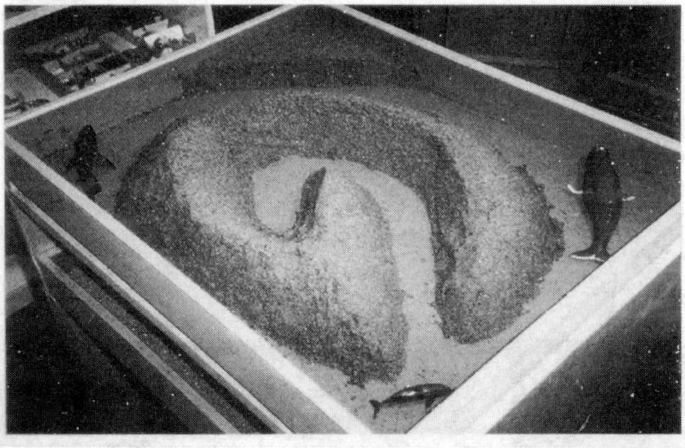

图 7—3

那里还有一条鲨鱼，象征着朝向母亲的进攻。对于遭受严重心理困扰的患者而言，如果沙盘游戏治疗中第一次在沙盘里出现了海豚，这是一个积极的预兆：海豚是一种能帮助人摆脱困难的哺乳动物（而在俄罗斯，海豚是新生的预兆)。中国的长城象征着他内部和外部新的防御机制正在建立(这些防御机制虽然很古老,来自遥远的东方古国,但是足以保护位于它们之内的事物)。

在第四次沙盘游戏治疗中(图 7—4),一种新的情绪出现了,通过红色的雨和各色的蝴蝶体现出来。狮子(他告诉我们)同时代表着自性,和已被分离出来的攻击性(困于岛上),而因为章鱼的存在,人格的其他部分仍然能整合在一起。最后的两个意象是运动的意象,运动从一个中心开始,那万饰物一会儿被摆成圆形,一会儿又被打乱,分裂后又重整,模仿着自性的部分重新整合和继续重整的过程。它们令人想起万字图案。

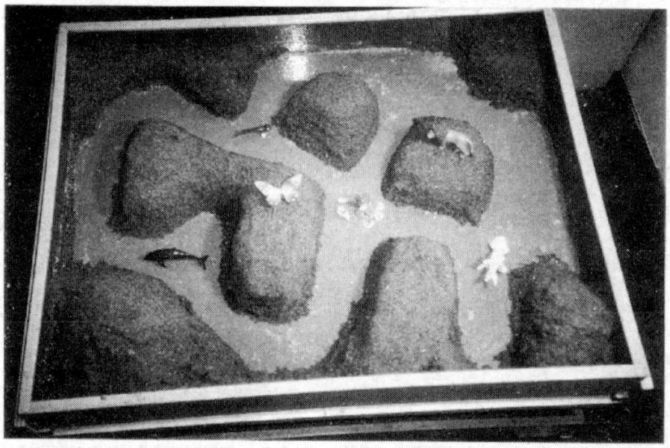

图 7—4

在人类的历史当中,这些万字图案是先于十字架出现的一种象征符号,通常是一种朝着风向转动的花环(图 7—5)。

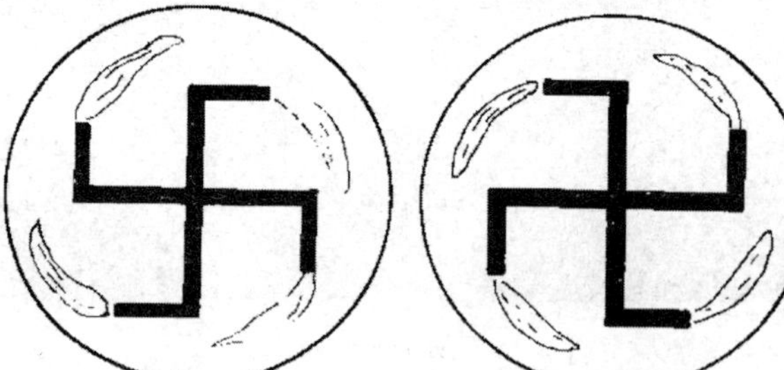

图 7—5

下面的这个意象是关于一匹长有翅膀的马的(图 7—6)。

据说,神马是三个蛇发女怪之一的希神所生。神马一出生,希神就死

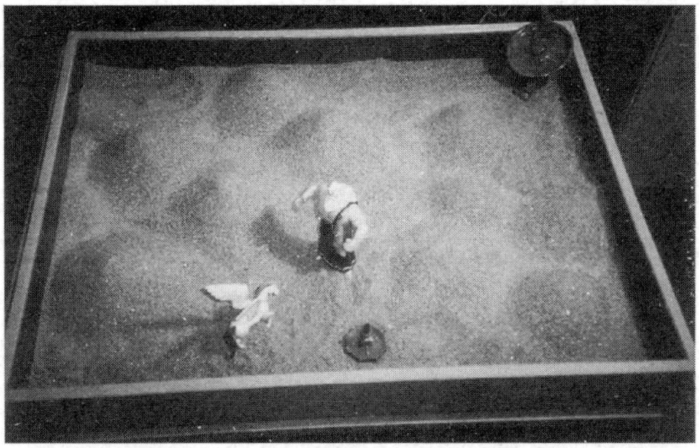

图 7—6

了，是被宙斯之子珀尔修斯杀死的。这就是说神马出生于消极的环境当中（他母亲被看作消极的）。于是，上帝（即宙斯）出现了，他代表着新的男性能量，是积极的，不再束缚于那消极的母亲。墨西哥人（爱洛斯自己讲述说）出现了，然而还没有出现。墨西哥人是伊底（本我）的一个方面，与之前出现的那个自性意象相比，是更个人化的。

在接下来的一幅沙画中，中国的长城又出现了（图 7—7）。最后，勇士的功能也出现在爱洛斯的身上，并为他增添了男子气概，使他能够把自

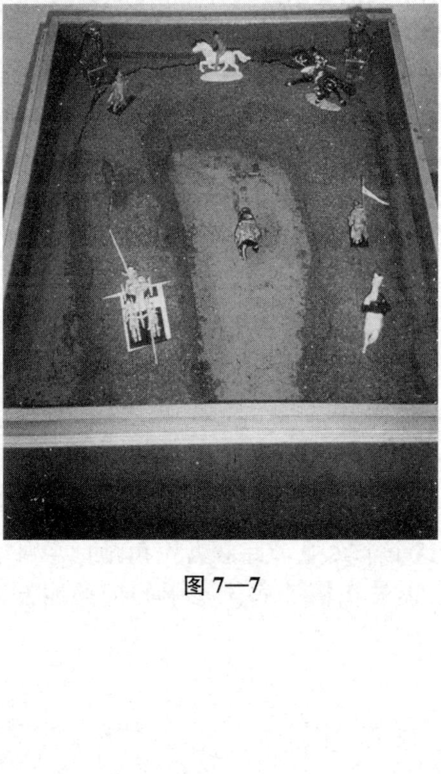

图 7—7

己与他人区分开来，投入战斗。英勇的战士承担了冒死亡的风险的责任，这一风险表明有可能不再害怕与无意识区分开来。依然存在的脆弱性通过建造长城时的蓝色背景而表现出来。

场景还未能完成。从这一刻开始，爱洛斯的状况有了很大的改善，他接受了社会公共精神服务部门的帮助，这个部门有精神病康复和工作安置的计划。他同意口服非典型的精神抑制药来改善那些隐性的消极症状，并愿意与在社区服务部门工作的精神病医生会面。他开始和朋友出去玩，晚上睡眠也很有规律，还去看望了多年未见的父亲（这也得益于一位社工的支持和协调）。他经常和父亲一起工作、踢足球、参加社区中心白天举行的各种活动。他仍旧来找我，跟我讲述他的梦，弄清楚沙盘中的意象。

最后的四次沙盘游戏治疗大约是在第一次面谈后的 14 个月里进行的。它们表明了爱洛斯是如何在这个过程中开始摆脱那未分化的原型的束缚，摆脱那些把他牺牲在死亡的十字架上而没有任何逃离希望的束缚的。

在接下来的沙盘游戏意象里，三角形的海里有一条激流，有一条龙出现在激流的中央（图 7—8）。

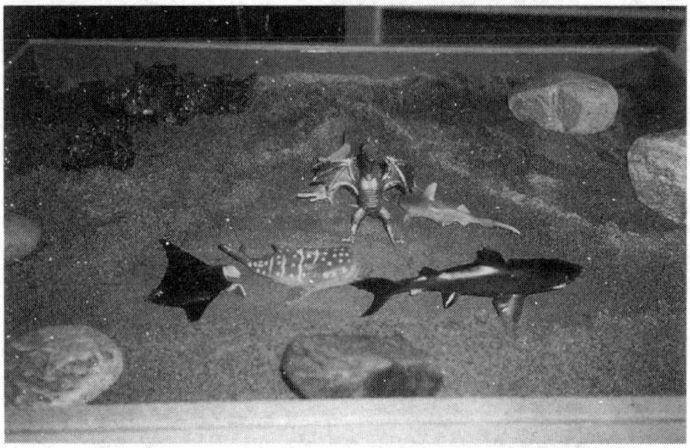

图 7—8

爱洛斯说那是百慕大群岛的三角地区。那海慢慢变窄，周围是陆地。“我每一次来这里，都不知道干什么好。当我刷墙的时候，墙已经被刷好，完成了。在这里，用沙子来工作，感觉就不同了。我现在更能接纳自己，作为一个人来接纳；我感觉自己在运动着，能以更为哲学的方式看待生活。如果遇到什么问题，我更喜欢从哲学的角度去思考，我经历了不一样的事情。”在爱洛斯这个个案中，百慕大三角地区象征着一个神秘的地方，一个可以让人把自己迷失在精神病体验中的神秘地方。海里的所有元素，或贪婪，或神秘，都漫游于龙的周围。龙以这样相互冲突的形式出现，既象征着消极的方面，也象征着转化的因素：只要能面对它，你就一定能战胜消极的能量。而对爱洛斯来说，这些意象很可能唤醒了他以前被隐藏和压抑的积极的和英雄的层面。一个更具意识的本我，而不是其模糊的方面（无意识的百慕大三角之洞），现在能使他面对倒退的爬行，朝向一个更为整合的存在。

在接下来的沙盘意象中，能量朝着一个目标绕行、运动，那是种满了树的山，车流正朝向这个目标（图 7—9）。

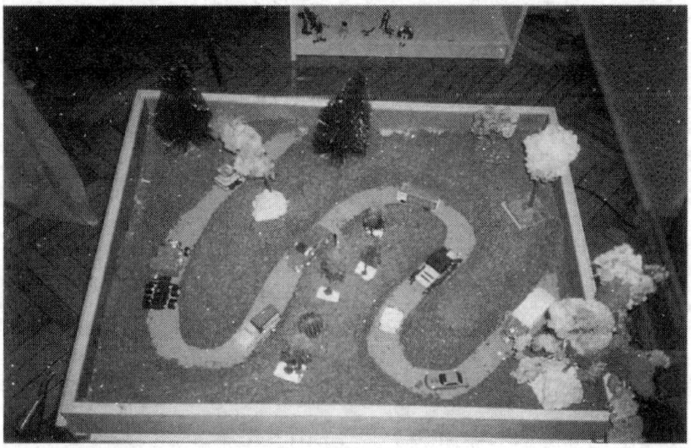

图 7—9

在下一个沙盘意象里，爱洛斯告诉我说那是一座房子（图 7—10）。这是第一次出现人物沙具的沙盘（尽管是个婴儿），这表明了人格——有属于自己的空间，尽管这个空间狭小且类似迷宫。

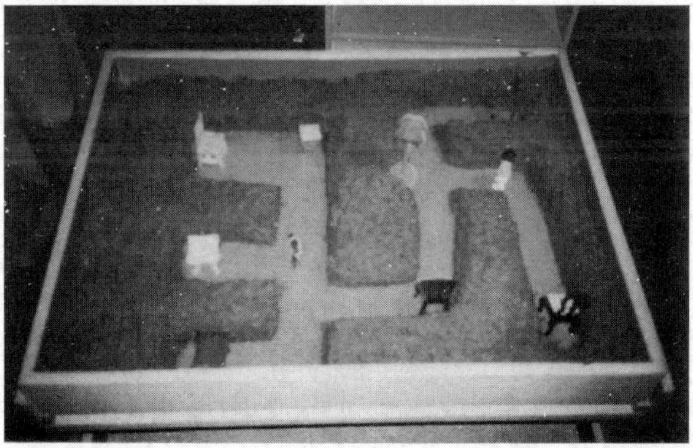

图 7—10

最后是一幅足球比赛的意象（图 7—11）。就是这个时候，爱洛斯告诉我说他已经找到了工作，也是在这个时候，他向我传达出（不是通过言语），一个不具人格的原型原则，使自己具有了人性。

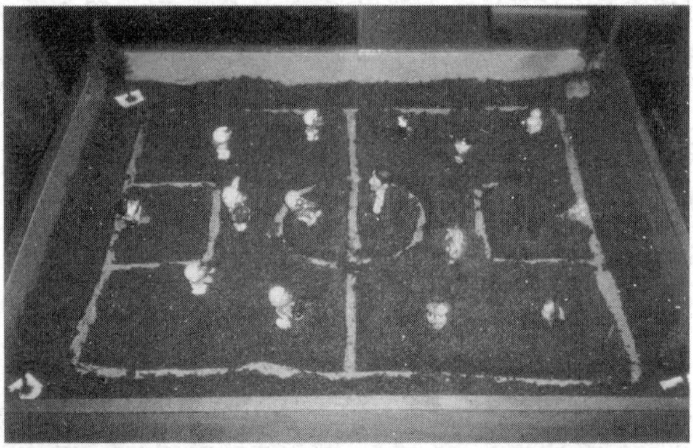

图 7—11

沙盘游戏的目的就是允许内心的冲突在一个可能的新存在的规则和限制内，以社交的方式来表达自己。一旦做出牺牲，它就会进入社会生活层面并成为其中的一部分。我的父亲是一个采用顺势疗法的医生，我和他共同开了一间诊所。当他离去的时候，我也不得不经历了一段时期的分离和社会的重新定位。

在沙盘游戏治疗的过程中，爱洛斯构造了一些原始的形状，如圆形和方形，之后这些形状进入了运动当中。后来这些形状又转变成了有四个臂的万饰物，在后续的意象中这些万字图又被打破了。几个月后，他又重新构建了这样的万字图，并且以山的意象呈现，这代表着垂直状态和可能的“倒退着爬行”。

在最后的那个关于足球比赛的意象里，他内心的冲突已经可以共存而不是相互摧毁了。通过足球比赛中的两支对立的球队，为比赛的目的而准备出场，我们可以看出这一点。在运用意象的过程中，爱洛斯使用了由传统而传递给我们的主要象征，采用了由人性的发展本身而遗留给我们的符号。万字图是先于十字架出现的原始象征，它在人类的历史上具有同样的象征意义。它是四个基本象征符号中的第三个，圆形和方形也包括在其中。十字架在爱洛斯的沙盘意象中以万字图的形式出现，十字架还在他的梦里出现，在梦境中，许多十字架摆放在一起，构成了一个圆形。实际上，十字架遵守着与其他象征符号之间已界定好的关系：交叉的两条线在中心位置会合，向外延伸，当它们分成四等分时，就构成了一个圆形。把构成十字架的四条线连在一起，就可以形成方形和三角形。与方形一样，十字架象征着大地，充满了微妙、中介的和动态的特性。方形的象征与十字架的象征紧密相连，因为十字架的设计与方形的内在部分有一定的关系（方形的内部类似于十字架）。十字架具有空间定位的意义，具有动物、暴风雨的含义，它还与超验的事物相关。在它身上，结合了合成与测量的功能，连接了天与地，统一了时空。它是调解与沟通的象征，它是传播和散发，同时也是收集和再现。

爱洛斯把自己扔回大地以牺牲自己，在他通过沙盘游戏进行的非言语的分析工作当中，他的内在实现了一种新的象征性的牺牲。在他精神崩溃了七年之后，他能够把自己裂成碎片的人格进行重新整合，这使他过上了适应社会和拥有良好人际关系的生活。对于一个精神病患者来说，有机会获得一种非言语的沟通渠道，能把认知的歪曲和情感的冲突象征性地表达出来，正如在沙盘游戏中那样，是一条能使人格的各个部分得以整合的途径，而在心理治疗的过程中，这种整合可能是很难达到的。

（张　敏　刘建新　刘志群　译）

参考文献

M. Fordham, *Children as Individuals*, Hodder and Stoughton, London, 1969.

C. G. Jung, "The Sacrifice," CW, Vol. 5, Ⅷ, Princeton University Press, Princeton, 1912.

C. G. Jung, "The Theory of Psychoanalysis," CW, Vol. 4 Ⅱ, Princeton University Press, Princeton, 1913.

C. G. Jung, "The Stages of Life," CW, Vol 8, Ⅵ, Princeton University Press, Princeton, 1930.

第八章　时间意象：在公共戒毒所的新起点

马塞勒·莫里诺

那么，时间是什么？如果没有人问我，我知道答案；如果有人问我，而我想向他解释时，我不知道答案。

——圣·奥古斯丁

“我一心想着时间”

当我向安德烈提议试试这种新方法时，他显得很好奇，又有点忍俊不禁。但在我们后续的会面当中，他没有再提到做沙盘游戏这个主意，而且好几天都没有回到这个话题。然而有一天，他在走廊拦住了我，说：“怎么样？我们什么时候进行沙盘游戏啊？你让我感到很好奇。”只有在沙盘游戏治疗室外面，他才会设法表达一定程度的兴趣，而一旦他进入“沙盘室”，就会表现得十分尴尬，咯咯傻笑并且试图逃避做沙盘。当被告知他必须选一个沙盘，在45分钟的时间内可以做他想做的事情时，他埋怨道：“这不公平。”然后他选了个装满干沙的沙盘，并且说道：“这里所有的东西都是平静的、明亮的，所以我喜欢它。那个装湿沙的沙盘是黑暗的、乱糟糟的，非常乱。”一旦他完成了沙盘游戏工作，他就总是找尽借口留在治疗室里，直到我明确地告诉他，他必须离开了，同时不断向他确定我们下次见面的时间。但通常他都会待在大楼里——在大厅里转来转去，与值班医生谈他的新体验，直到下班时间。

在下一次的面谈中，他大胆地向我提出了他的看法。“那不公平，”他说，“首先是时间的限制。我来到这里，一心想要做好我的工作，你却告诉我，一个小时后我必须离开……”

我说：“那跟你以前我们进行谈话的面谈没有什么不同啊……”

安德烈说：“事实上，那个时候我还不喜欢沙盘游戏呢！”

我说："但另一方面，这对所有人来说都是公平的，每一个人，包括你都是。每个人都有他自己的一个小时。你完全可以放心，在那一个小时内，没有人来干扰你。"

安德烈点头回答说："那也对。"可过了一会儿，他说："还是不行，不应该是那样的。我正在用心工作，创作一个意象，然后你把它毁掉了……"

我说："那是真的，不过我不是给它拍了照片吗?"

安德烈说："照片可不一样。如果我还没有完成，那怎么办？你规定了时间，时间到了即使我还没完成也必须离开。"

我说："下次来时，你还可以继续啊!"

安德烈说："如果我找不回原来那个沙盘意象，又怎样继续呢?"

我说："也许你回不到相同的构造上，但你可以找回相同的故事、相同的主题。当你下次来时，你还是可以回到原来的思路上啊。"

安德烈说："那不一样。"

我说："想想那些连环画，每张图都是独立的，但所有的图却组成了一个故事，这与我们现在做的有点相似。每一个意象都是与你有关的故事的一部分，而你就是这个讲故事的人。当把所有的意象聚在一起时，你的故事就变得有意义了。最后，如果你喜欢，你还可以把我拍下的你的沙盘意象的照片放在一起，比较一下，按照顺序来读它们，一张接一张。"

这"连环画"的说法似乎说服了他。"好的，"他说，"我再试试吧。"他加紧脚步，"你不一起来吗?"他脱掉外套，走向沙盘，两个沙盘就在那里，已经准备好，在等候着。

安德烈看着两个沙盘，努力想决定该选用其中的哪一个，他不禁自言自语："还是来点儿简单的吧，一个简单又清晰的故事。"过了一会儿，他拿起了一辆吉普车，把他先前放在用湿沙做成的弯曲小道上的小汽车给换了。他一边工作，一边大声地自言自语，不断地发表着自己的意见。他还不时地看一眼沙具架，架上放着各种各样的物体，可以清楚地看到。"如果我等一等，我一定可以找到合适的东西。但我一心想着时间。"

安德烈 36 岁，自从 1982 年起，就一直在这里接受治疗。他尝试过各种各样的美沙酮治疗方案，即逐渐减少毒品的用量，他还与心理医生会面，进行个体和家庭治疗。但他总是中断美沙酮方案，就像他总是换心理医生一样。在过去的三年里，他滥用药物和酒精的情况得到了明显的改善，也一步一步地在他尽力从事的各种工作和学习中取得了很大的进步，总而言之，他做出了相当多的努力，全心投入其中。

所以，当我第一次建议安德烈进行沙盘游戏时，这已不是他的第一次心理治疗，然而，却是他第一次感到疑惑和恐惧。这是他第一次意识到心理治疗工作遵循它自己的节奏，并且这样的体验也有时间的维度。每次面谈的时间都是有限的，有固定的持续时间，就像沙盘也有它自己的尺寸规格，有它必须保持的实际尺度。了解到通过照片可以把关于心理治疗过程的记忆"定格"下来，安德烈变得能够包容自己的焦虑，这些焦虑与他在幻想中似乎消失无形的时刻有关。（他似乎在问，"当面谈结束以后，投入到面谈工作中的我会发生什么变化呢？它们会不会被摧毁？"）确实，安德烈似乎慢慢地与自己的阻抗建立了很好的联系，他认识到，发展的过程在时间的维度方面并不是连贯的，而是有点像脉搏的跳动一样，有时要来面谈，有时则需要等待。他也开始明白，即使是在等待的时刻，时间的流逝也并不会消除已经付出的努力和获得的进展，就像在面谈中花费的时间也不会耗尽可能付出的努力和获得的进展。相反，他必须明白的是，最终的结果在于这两种时刻的交织，或者说在于面谈和等待两种时刻的交替发生。

可以肯定的是，这种思考只是个开端：安德烈仍然把时间的流逝体验为一种威胁——"我一心想着时间。"但欲速则不达的理念似乎慢慢地渗入其大脑："如果我等待，我就能找到适合的东西。"

"你不能叫一个吸毒者等待"

在我看来，用沙子来做工作的结果就是，自性开始能够发现这些新的资源。而在毒品成瘾的患者身上采用沙盘游戏的时候，这样的结果也是经常出现的。

1995年，在罗马的公共药物成瘾治疗诊所里，即我目前供职的地方，第一次设立了沙盘游戏治疗室，这一开先河的创举（在意大利是前所未有的），是为了给全力抵制心理治疗的那类病人，提供一种除了言语治疗之外的备选方案。然而，最终我确信，将沙盘游戏引入治疗药物成瘾的公共诊所是一个重要的步骤，让我更深入地了解了药物成瘾病理的重要特征：成瘾者与时间的关系在其药物滥用史中起着根本的作用，从而我确立了一种临床方法，它可以有效地对药物成瘾进行干预。

事实上，针对这类病人的治疗设置是非常困难的。这类病人倾向于不时中断治疗，这与治疗设置所要求的延续性是背道而驰的，并且他们通常迫切地要求即刻满足一切，不能延迟，而这也阻碍了治疗同盟的建立。正如他们也经常中断接受社会和医疗辅助一样。

针对药物成瘾的病人做工作，意味着治疗师愿意面对他们的时间感，以及他们实际上强加的节奏。治疗师要明白，治疗关系将不时中断后又重新开始。同时，治疗师也要做好准备，不仅要处理药物成瘾者自己表现出来的情绪和紧迫感，而且要协助那些帮助成瘾者的人释放紧迫感。简言之，治疗师必须慢慢地习惯成瘾者"改变了的节奏"。

在我治疗药物成瘾者的专业实践当中，时间维度是多年来的中心主题。1991 年我们进行了一个特殊的研究项目[①]，其主题也是时间维度。该项目分析了我们的公共诊所里收治的青年海洛因成瘾者的陈述和个案史，研究的目标是达成对"药物成瘾自身所处的象征性的场景以及它独特的构建"的更好的理解（Merlino & Padiglione，1995）。其中，可以明显看到的一点是关于时间维度的体验在年轻的药物成瘾者的生活中表现出的中心性和单一性（同时参见 Charles-Nicolas，1981），尽管参与其中的各种社会力量没有对这一状况予以必要的觉察或表达。

显而易见，关于时间的体验是所有心理病理中的核心问题。只要想一下，你就会记得，举例来说，病人是如何描述他们自己感觉"被困"或"被阻隔"，没有能力前行的感受的。但药物成瘾者有一个独特的特点：他们总是在狂吸海洛因和重新涌现的对海洛因的渴望中来回挣扎，因而他们的生活特别强调对时间的流逝的体验。瘾君子们还倾向于有意地操纵或如同使用工具般地利用自己的病态。就关于时间的概念以及我们运用时间并尊重时间的方式而言，吸毒者引发了文化和关系方面许多层次的冲突。例如，吸毒者会要求立刻给他提供美沙酮，正如他要立刻得到他想要拥有的证书一样。在这两种情形当中，吸毒者"采用"的是同一种行为模式——同样的"心急"感——这会导致他满街找海洛因。吸毒者知道这种行为是没有耐心的表现，他们也知道这等于承认自己是吸毒者。因此，当吸毒者感到心急时，他总能理直气壮地说："你不能叫一个吸毒者等待。"[②]

---

① 这个研究计划是与 Vincenzo Padiglione 一起合作进行的，他在意大利罗马大学（La Sapienza University）的心理学系担任文化人类学主任。参见 M. Merlino & V. Padiglione，1995：109～124。

② "你不能叫一个吸毒者等待"这句话是经常可以听到的，甚至病人自己也重复讲，当他们被迫去等待的时候，不管是在排队来接受每日的美沙酮治疗，还是等待进入社会工作者的办公室。当病人昨天刚接受了心理治疗，而今天又想加速心理治疗的疗程时，他们也会说这句话。在毒品成瘾诊疗所里接受治疗的病人通常会以绝对的急迫性的语调来要求医疗、心理或社会咨询，这是他们的人际关系中的标准模式。

背景研究揭示，海洛因成瘾通常是从青春期开始的一系列极为危险的游戏达到高潮的结果（参见 De Leo，1982）。在这些危险游戏中，时间的维度与违法和冒险结合在一起，是其基本元素。一切都是孤注一掷：在年轻人的想象当中，一切都凝聚在了一刻。在青少年的信念体系当中，如果游戏胜利，那奖赏就是“获得了个性”（acquisition of character）（Groffmann，1972）。

离开迪斯科舞厅之后在夜晚寻欢，在单行线上超速逆行，无视红灯的存在；在火车的一侧或墙上快速写下自己的名字或胡乱涂鸦；从天桥上向高速公路上行驶的小车扔石头：这些“你敢不敢做”的挑战，有一些男青年总是毫不犹豫地去接受。尽管这些游戏很有难度，也很危险，但在其中时间起着至关重要的作用。

“真实一刻”对应于“平庸时光”

这些游戏的核心总是试图把一个人的时间“个性化”，从而逃避单调、贫乏、屈辱、枯燥的日常生活。在年轻人眼里，成年的时光只是“平庸的”日常生活，他们的目的是要用自己的时间来代替这种“平庸时光”，试图“捕捉这一刻”，把它变成充满高涨热情的“真实一刻”。然而，吸毒的游戏如果变成了年轻人生活中持续出现的部分，那“真实一刻”就会逐渐转变成另一个令人绝望、感到可耻的“平庸时光”。尽管瘾君子竭力去否认这个事实，尽管他多年来不断坚持自己拥有自由，没有对毒品的依赖，且与此同时他也不断地找寻另外的“真实时刻”（婚姻、孩子、有挑战性的工作），由此来停止吸毒，逃避“平庸时光”，但是，通常就在这样的时刻，他们开始第一次去尝试寻求帮助。

我个人的治疗经验说明，即使是在治疗关系当中，瘾君子还是会以这种对立的视角来看待自己。他继续在希望获得“真实一刻”和堕落到“平庸时光”之间摇摆不定。中断治疗、催促、周而复始的重复、强迫要求、不时出现的突然逃离，这些对治疗关系交替的贬低和理想化，都属于一系列的防御措施，这些防御源自病人与他们对于时间的体验发生关联的方式。

在这种情况下，治疗师和社会工作者所面临的困难是显而易见的：他们试图去满足的要求总是带有强迫性质的，但总是在濒临吸毒复发的边缘的时候。

但是我发现沙盘游戏是一种备选的方法。它颜色丰富，绝对令人出乎意料；实际，看得见摸得着；可以拍照，同时又不必用言语表达，它给许多药物成瘾的病人带来一种很特别的感觉。它能在较短时期内，甚至有时就在唯一一次的面谈中，就能让病人觉得接触到了一些他们以前未知的东西，一些真正重要的东西（参见 Ammann，1991）。同时，在对那些不能担保下一次预约会再来的病人做工作时，非常重要的一点是在短暂的此时此地中，就能够取得一些进步。

"我的双手知道我才刚刚开始。"

于是，那些以前从未予以处理的问题与反思开始浮出水面。病人日复一日的生活及内在的体验，在他留在沙盘中的意象里得到了表达，而病人也一点一点地从中感知到充满意义的痕迹。事实上，这在我看来，是接受沙盘游戏治疗的成瘾者设法第一次接触自己与时间体验的关系，而时间的体验，正是他们复杂多面的病态心理当中极为关键的特征之一，尽管不是涵盖一切的重要特征。

通过沙盘游戏所做的工作当然可以通过不同的方式、从不同的水平去剖析，而如果要充分理解沙盘游戏工作，必须将这些不同的方式和不同的水平记在脑海中。对于我跟踪治疗过的病人以及我正继续跟踪治疗的病人，借助沙子和沙盘，以及病人的双手在沙盘中做工作的方式，可以说他们经常给我留下的印象是，他们已经与时间的全新维度进行了第一次接触。他们开始与属于双手的时间维度发生联系，而其双手创建了场景，由此传达情绪、欲望与记忆。随着面谈的相继开展，病人学会聆听自己的双手，似乎懂得双手拥有他们可以学习的知识。他们开始接纳与时间的全新的关系，而这种新的时间关系完全不同于他们带到我这里来的旧有的时间关系，而一旦他们离开我的治疗室，这种旧有的时间关系依然会经常影响他们的生活。他们发现一种新的时间维度，既不接受命令，也不遵守指令，且任何加速的尝试都会体验为备受束缚、不合时宜的。"你必须还有时间来建构一些东西。片面地追求速度只会导致犯错。""我以为我已经完成了，但我的双手知道我才刚刚开始。""缺少了点什么，但我又说不出是什么；我不得不寻找它……嗯，这才是它应有的样子。而现在，是的，我已经完成了。"这就是"病人的时间"，而治疗师对此没有加以控制。并不是治疗师建议到时间该做这些了：从椅子上站起来，把双手放进沙盘；或用指尖触碰沙子；或走到沙具架旁，仔细查看沙具，直到双眼搜索到“合适”的物体；或该停止了，因为他“感觉”他用沙子来做工作已经该结束了。是病人的双手引导他们回到过去，又奇迹般地回到了现实，带着自发的、愉悦的交流。他们所建构的场景充满了与记忆相关的经历，而最令人惊讶的是，这些记忆很少在他们关于自己的述说中出现，以至于令人担心，他们所有的重要记忆可能已经完全丧失了。

记忆的恢复：“……我的祖父是个渔民……”

吉思普建构了一个农村的景象。在沙盘的右边，沙子被挖空，露出蓝色的底部，这就成了一面湖。在湖畔，吉思普放了一个渔民，渔民手里拿着渔竿——这是吉思普用一根小木棍和一根细线做的。他说：“我很爱捕鱼，特别是在夜晚，在海上，到处都非常安静。我祖父教过我怎样捕鱼。他不仅是个渔民，而且是个猎人。但是，我讨厌打猎，因为猎杀动物是如此丑陋。而捕鱼相对而言，平实无害。另一方面，我父亲却没有捕鱼的耐心，他喜欢的是打猎。”

在另一次面谈中，吉思普在沙盘中呈现的是小镇上的一个特别的宴会：伴随手风琴手优美的旋律，一对新人缓步走出教堂。随后，他也回想起他的荷兰之旅，他看到一个手风琴手，一只宠物猴陪着他，在向来往的路人收钱。在他构建的场景中，还有一个小镇的乐队，就像在每一个小镇体面而隆重的宴会上出现的乐队一样。他也告诉我他父亲、他所居住的小镇及他想去上的音乐学校的有关情况。这些都是他自发的自由联想引发的。

吉思普第二次来做沙盘时，是他过完生日的第二天，他与他父亲的生日是同一天，而这是多年来他与他父亲第一次共同庆祝生日。他建造了他称为“占星神庙”的建筑物，几缕阳光透过大石的缝隙照了进来。神庙周围有许多考古遗址，考古专家埋头苦干，发掘的文物得到了妥善处理与保护。他一边在寻找激发他的幻想的东西，一边提出这样的概念：“一种比罗马更古老的文明，但又如此先进，已到达能够测量时间及预测日月食的水平，这正是他们建的寺庙面向太阳的原因”，同时，他还向我提及他收到和送出的礼物，当然也讲了他们父子俩同为3月19日生日的巧合，那一天正是父亲节。面谈结束之际，他满意地审视他的杰作，评论道：“我们才刚刚开始。我们还有很多工作要做。我们要对考古的发现穷追不舍，让它们重见光明。”

结合治疗过程中经典的考古的隐喻，这在有神庙的场景中可以明显看出来，吉思普关于他的生日及对父亲的生日的反思，以及对在父亲节庆祝父子俩的生日的反思，印证了这样的想法——时光的流逝，以及透过两代人生日的庆祝而引入我们的视野的时光如何流逝，似乎在我们面前展现了一个宏伟的景象，就在这样单一的场景中，隐含着神秘莫测、宏伟的过去，活跃积极的现在，以及尚待发现的未来。

我们知道，沙盘游戏治疗能够促进个体对自己的起源的记忆，由此促进个体同一性的恢复，这一点对于药物成瘾的病人来说也是如此。沙盘游戏治疗能让治疗师为病人提供一个途径，将他们的象征性意象的私人世界通过可视的方式展现出来；这些可视的画面的稳定而具体的形式，能够激发记忆的涌现，并维持他们的记忆。对于那些关于一切的感知都是以急促、远距离和麻木为特征的病人而言，记忆是至关重要的。

沙盘所唤醒的记忆及由此而渐渐浮现的情感，使吸毒者能建构一种叙事，讲述他们的故事，否则这些故事将永远被遗忘。吸毒者能克服治疗的中断带来的影响，而中断治疗正是吸毒者尝试接受治疗的过程中典型的特征；他们能克服影响的原因并不在于他们获得了发展，由此阻止他们逃避治疗，而是因为穿插在他的故事中的红线随时能重拾。他的反思也不再萦绕于海洛因的滥用及戒毒，关于美沙酮或复发的痛苦。事物总有尽头，与当前的尝试和境遇相关的事情的不断重复，如此频繁地宣告不再发生却又重复发生，这已经不再有任何意义，不仅对于那个倾听的人而言，而且对于那个讲故事的人而言也是如此。病人丢弃了所谓“吸毒者”的面具，而吸毒者的行为往往是可预测的及刻板的。同时，他也抛弃了“自我定义”的行为，因为这种行为恰好为害怕面对现实的年轻人搭建了避难所。相反，他进入了自己的个人历史的维度，正是这一历史使他与他人不同，而这样的历史，通过长度不一的片段，来达到更深入的探索。①

治疗师与病人都能感受到他们已经开始熟悉“生活细节”，无论这些细节多么简洁与零碎，都能将其拼凑为完整的叙事。

在建造了神庙的那次沙盘之后，吉思普又进行了几次面谈，随后中断了。一个月后，他又露面了，可在我们工作一段时间后，又再次中断。后

---

① James Hillman (1996) 在对心理治疗中要引入解毒剂以消除受害者的症状，或对天职及个人命运是有效的心理治疗的关键主题的概念进行反思的时候，他的反思是不太深入的。

来，他还是回来了，并对我说：“当我不来的时候，并不意味着我想取消我们的面谈。而是有的时候，我感觉需要好好休息一下。我内心深处也明白我迟早会来，这只是时间问题。”那天，他在沙子里构建了一个史前景象：植物环绕着中央的大湖，恐龙、史前人也在其中。带有人猿特征的史前人，肩上扛着猎物，赤身走往山洞。“现在我们置身于2万年前。这是远比我建‘占星神庙’久远的年代。”

因此，尽管吉思普会习惯性地在该面谈的时候不出现在治疗室，但“挖掘”或“退行”仍然在继续。

记忆的恢复：“假如我父亲知道的话……”

吉拉里奥40岁了，他有四个孩子，年龄在4岁到11岁之间。他有20年的吸毒史，因此他大部分的时间都是在监狱里度过的。一条法规的出台，即给吸毒者提供康复计划来取代服刑，使他在一个月前脱离了牢狱之苦。在吉拉里奥的要求下，根据他的病情，这个计划给他提供了三周的在社区治疗中心的治疗。除了要求进行常规的尿液检查来鉴定没有使用精神药物外，还要求参加公共戒毒所的不定时的控制性会面。他第一次出现在诊所来进行面谈时，完全被眼前的景象迷住了，他问着各种各样的问题，贪婪地注视着架上的物品，触碰着沙盘里的沙子。突然，他把手插进沙里，沙子被分成了两部分，中间有一条裂沟可见沙盘蓝色的底部。他反复说着：“不知道为什么，但我就是想把这沙分成两半。”然后，他说，他觉得自己被分裂成两个不同的部分：这一个吉拉里奥有20年的吸毒史，虽然目前没有继续吸毒，但事实上不知道自己该怎么办；另一方面，作为一位丈夫，一位父亲，吉拉里奥一直在逃避责任。他向我讲述了他的四个孩子的情况，都是“意外出生的”，他强调他厌倦了这种不断重复的生活，厌倦总是发现自己被关到监狱里，厌倦了毫无变化的生活。他请求我，允许他下周来见我，而不是一个月后。

第二次面谈时，他在湿沙上画了一张嘴里叼着香烟的脸。他解释说，当他和他的兄妹们还是小孩子时，父亲常在厨房有蒸汽的窗户上画这张脸。他父亲摆出权威的样子，经常施威并打他们，他们却很尊重他。如果不是他父亲的意外死亡，或许他们三兄妹当中没有人会沦为吸毒者。“可能吧，谁也说不准。”接下来的一周，吉拉里奥用涓涓的水流，在干沙上画了一间农房（图8—1），这再次把他带回到童年：夏天，他们一家回到了南部，回到了吉拉里奥出生的村庄。“那里收藏着我最美好的回忆，我们在果园中漫步，去偷无花果。跟我在罗马倒霉的生活一点也不像。如果我父亲知道他会在这里发生车祸死去的话，他绝对不会搬到这里来的。”

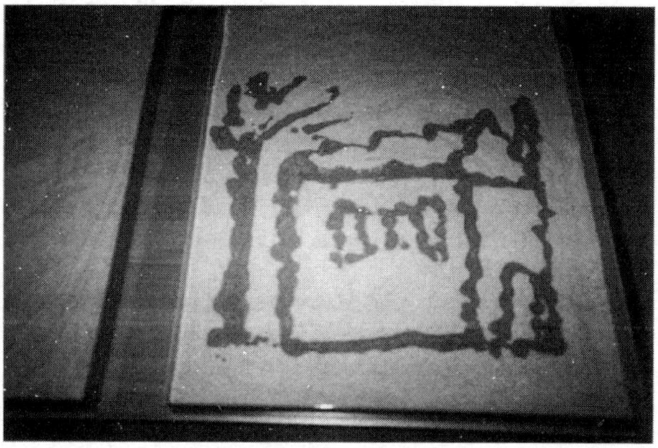

图 8—1

在以后连续两次约定的时间里，吉拉里奥都没有露面。他再次出现时，是由于法庭的命令，他差不多是被逼着来的。他向我讲述了他内心的空虚以及他是如何设法去解决的。

“如何利用时间非常重要。如果早上起床，你不知道要做什么，不知道要去哪里，你会觉得空虚，而事实就是这样。如果你不知道怎样去安排，那么在早上 8 点，你必须确定好第一件要做的事，这样直到中午你都会感觉良好：不会感到空虚，不必刻意安排。这就是为什么我总是忙碌着。我只干点家务事，但这已有帮助了。如果我无事可做的话，一切都会完了。我打算找一份工作，这能让我接触外面的世界。我无法忍受为了戒除海洛因而被关在家里，关在监狱里。我必须要学会即使在街上也要远离海洛因，即使看到海洛因也能走开，去做我自己的事情。”

他不再玩沙子，甚至不再看沙盘和沙具架一眼。在面谈结束时，他低沉地说：“这几天我都在想沙盘游戏，它就像把我带回了从前。我不知道时间是否还可以倒流，回到我 20 岁之前，那时还没有毒品。回想起那么清晰的过去，让我有一点伤感，但也许它们能让我清楚地意识到到底出了什么问题。”

在吉拉里奥这个个案中，回忆里总是充满了对他所失去的一切的懊悔，但却是无法挽回的。他的无能为力感引发的伤痛是如此强烈，导致他放弃了这样一条道路，至少是暂时放弃，他刚开始时曾带着极大的热情走上了这条道路。

“我的人生就像一本书，而我总是只读了第一章”

在结束这些思考之前，我想对下面这两个沙盘建构进行简要的评述。在两个沙盘当中，在我看来，对于时间的体验都以可视的画面呈现了出来，虽然呈现的方式完全不同。

第一个沙盘是关于冈多菲（Gandolfo）城堡（罗马外的一个小镇，是夏天度假的胜地）和它的中心圆湖的。沿着沙盘的左边是老城，较低的右端是新城，有一个酒店，一群工人在街上忙碌。在沙盘的上部，中间的位置，安东尼建了一条火车轨道，没有开头也没有结束。轨道上有一个机车头。安东尼解释说：“那是个车站。”他在车站周围摆放了很多人，有些人来来往往地走着，没有人知道他们来自哪里，要去何方。“他们是疲惫的游客。”他解释说，所指的是一对小人偶，有点怒火中烧的样子。结束沙盘的场景时，他摆了一个坐在长凳上的小人儿。

安东尼说：“我的人生就像一本书，我总是只读了第一章。”他向我讲述了他和利塔打架，而他们和好的方式是就像什么事也没发生过，没有情感，没有解释。他不断地重复他已经见到过的事物，这都是我听过了的。

他摆的场景在我看来表现了这种精疲力竭感，这种朝向静止的运动，表现得栩栩如生。安东尼的沙盘意象能让他去讲述自己的状况，能够提供一种对他的生活方式的描述，似乎时间已经停止，被只能不断重复的事件所阻隔。但是，当这一维度的时间出现在他眼前时，他才可能慢慢地接触到它，由此可以开始谈论他之前从未说过的经历，并且第一次放弃他那种荒凉的受迫害意识，而之前他一直通过这种受迫害意识来看待自己。

罗西诺的沙盘场景跟安东尼的就大不相同了，但同样也充满冲突。他总是一前一后成对地摆放玩具，这表征着对立面：一瓶花和一条鲨鱼，一只羊和一头狮子。在某一刻，他被狼人的沙具吸引住了，它张开的嘴里露出锐利的牙齿。狼人沙具的双手都是爪子，长满了毛，它在用爪子撕扯自己的衣服——西装和领带，那是办公室职员的服装——由此露出了它野兽的身体，在衣服里突然成形的野兽的身体（图 8—2）。罗西诺把它放在沙盘里，把它转向我，似乎它是一个傀儡，正在舞台上，朝着听众做一些评述。但我有一种印象，不能够辨别到底是傀儡在发表演说，还是那个藏在翅膀后的操纵傀儡的人在发表演说。不管怎样，罗西诺直直地盯着我的脸看，急切地为狼人辩护："在狼人的身上有完全不同的两种人：狼和人。每个人都在对抗他，都把他看成魔鬼，是能够把人们的喉咙咬断的动物。但我自己却为他感到伤心。这不是他的错。如果他是狼，他必须跟随自己的本能。狼群杀死兔子而不会杀人，并且一旦它们学会认识人是什么时，它们只会躲得远远的。那么，如果一个人变成了狼，也像狼一样行动，杀死兔子和绵羊，那么他的所作所为真的错得离谱吗?"

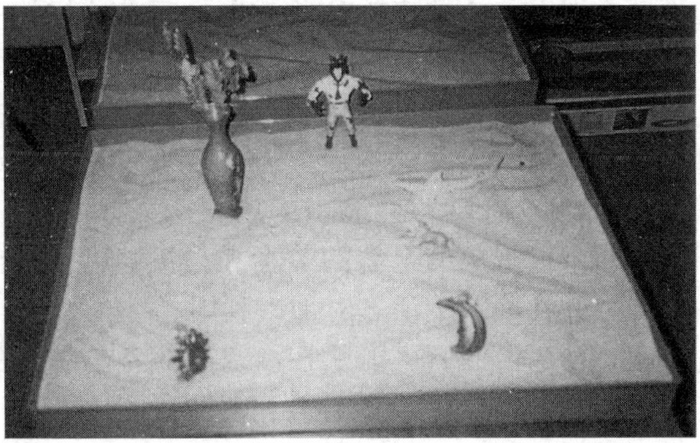

图 8—2

后来，当他把象征太阳和月亮的沙具面对面地摆放的时候，他说："只有太阳和月亮不用向任何人解释，当一个升起，另一个就落下……在我们生活的世界，没有确定的事物，除了太阳和月亮，还有时间的流逝，没有什么能够停止时间的流逝……"

就在这个单一的意象当中，总结了毒瘾反复发作的本质。狼人在这里象征着吸毒者的正常生活的周期突然且重复地被一种令人恐惧的、兽性的力量的无法压制的爆发而破坏，它同样也表现了吸毒者从抑制自己吸毒的时期过渡到完全失去控制而吸毒的时期。

与此相对的是，在罗西诺的幻想中，太阳和月亮的意象指的是人们无法判断的循环现象：它们属于触摸不到、恒定不变的现实，它们带来放心和安全感，在它们的道路上从未有遭遇障碍的危险，总是如梦想般难以到达。

安东尼的故事，像罗西诺的及其他人的故事一样，都是中断治疗与迫切需要治疗交织在一起的：沙盘游戏既能让他们沿着人生的轨迹向前走，又能让他们开始直面失常的时间体验。

结语

我们的戒毒所是一个公共服务机构，来访者来来去去，他们的故事被"扔在桌上"而缺乏关注，他们的疗程未能结束，而在其他设置中的心理治疗，特别是私人开业的心理治疗中，却不是如此。确实，大多数时候，在角色和空间都高度混乱的情形下，这里的人们经常是心不在焉或是以一种因无能为力而感觉溃败的心情来听这些故事的。在这样的令人感觉衰弱的境遇当中，沙盘游戏对我而言似乎代表着一个绿洲：一个全新的"自由而受保护的"空间（卡尔夫，1980）。它提供了视觉与主体之间的情境体验，从而促进了治疗师与吸毒者的沟通交流。吸毒者是带有严重的、全面展现的病理状态的病人，需要一种适当的语言来发现加工过程所需的刺激。在玩沙子的体验中涌现出的全新的节奏和动机，可以转化成吸毒者能够重新发现的资源，并在面对生活之时加以利用。

依据我的体验，沙盘游戏有可能从在沙盘游戏室里工作的病人的声音与双手中，萃取生活的"片段"与"碎片"，不管有时这些碎片是多么微不足道，都提供了对其进行反思的机会，而这些思索也许将来能开辟新的生活道路。

毫无疑问，毒品成瘾的病人会带来各种难以面对和克服的阻碍——变化无常、冲动、对心理治疗工作的极力抗拒、"随心所欲"的节奏。也正是因为有这些障碍，我们有理由去寻找能够替代心理治疗的其他可供选择的方法。但是，即使沙盘游戏也不能消除海洛因成瘾者在学习戒毒的过程中所遭遇的困难，即使沙盘游戏，也像任何其他疗法一样，是病人决定逃避的事物。但在我看来，那些能够接触沙盘游戏的人，都会欣然接受这样的可能性，即让自己通过在面谈期间建构的意象，接受这种能有机会与自己进行对话的时间维度。

（张　敏　黄莉君　徐小红　刘建新　译）

参考文献

R. Ammann，*Healing and Transformation in Sandplay. Creative Processes Become Visible*. Open Court，Chicago，1991.

A. J. Charles-Nicolas, Il tossicomane e il tempo," *Documentic Cisf* 24 (1981): 18～25.

G. De Leo, "Come la tossicodipendenza diventa devianza." In Gius, E. (ed), *La questione droga*, Giuffre, Milano, 1982.

E. Goffmann, "Where the Action is?" in *Interaction Ritual*, Allen and Unwin, London, 1972.

D. Kalff, *Sandplay*, Sigo Press, Boston, 1980.

M. Merlino & V. "Padiglione, Ritmi Alterati. La tossicodipendenza come disturbo della temporalizzazione," in *Psicologia Clinica*, Maggio-Agosto, n. 2 (1995): 109～124.

第九章　沙盘游戏与分析伙伴关系

弗朗科·卡斯特拉纳

关于沙盘游戏治疗，人们普遍认为：在一个自由而受保护的空间里，对病人的表征活动提供支持和鼓励，本身就是在治疗。这种观点主要把关注点指向病人在沙盘中的表现，同时指向沙盘如何发挥强有力的激活器的作用，能够激活心灵去精心塑造象征的能力，由此激活心灵自我治愈的能力。

有人认为绝不能从进行沙盘游戏治疗的分析过程这一情境来推断沙盘游戏本身，我本人赞同这种观点。尤其是在处理边缘型人格障碍的个案和与精神病有关的元素时，更是如此。多年来，特别是现在，我的研究比以往更多关注对病人在沙盘中的"创造"的审视，审视其中情结的涌现和具体化，言语与意象的有效交叉与整合，由此最终能够导致病人的心理现实的转化。

各种关于沙盘游戏治疗的应用的理论都强调意象的涌现具有毋庸置疑的治愈价值，对此我持保留意见，因为在这一方面我的经验很清楚是存在问题的。在我的工作历程当中，我不可避免地学会了从不低估病人的情感在沙盘中得以凝结的特定强度，同时也不会低估病人的情感对分析过程中的参与双方带来的影响。我清晰地认识到，病人在沙盘中的"创造物"带有特定的、有力的情感能量的标记，被标上了特别强烈的感情的标签，这极大地调动和感召了分析师和病人。我坚持的一个基本前提就是沙盘在同等的强度上，既促进了病人的移情，又促进了分析师的反移情。

从分析伙伴关系的角度出发，我认为在一个促进意象的表征的场里[①]，意象的涌现本身，并不一定带来治愈。沙盘能够调动通常带有极大强度的情绪负荷（charges of emotion），而单凭这一点，我们必须不但要把沙盘看作整合具有高度重要性的心理元素的可能工具（特别是就移情和反移情

① 指沙盘。——译者注

的动力而言，在分析的情境当中必须对移情和反移情进行恰当的处理），而且要把沙盘视为有可能导致困境的源头，如当沙盘激活了分析师的阴影的时候。

我运用沙盘游戏的治疗工作表明，沙盘游戏既是带来特别有意义的转化时刻的源泉，同时也会导致同等急剧的困难，当沙盘中的意象（以及病人就这些意象而导致的行为）汇聚了分析师的无意识的时候，特别是当病人传达出一种攻击性，其破坏效用特别强烈之时。就后者的情形而言，如果分析师选择在分析情境中采用沙盘游戏，而分析师自身的个人前提假设导致他把沙盘体验为他自己的身体在物质上的延伸，那么分析师会发现自己倾向于自我防御而免受病人破坏驱力的影响。这种自我防御反过来又会导致分析师敏感性的减弱和知觉功能的衰退，而且有时候会导致分析师对病人带来的最重要的因素出现真正的盲点。由此而导致的分析关系中的困境，有时甚至会使病人中断分析过程，因为他们发现不管是在自己的内心世界，还是在外部世界，都不可能找到一个地方可以包容他们的破坏性的驱动力。

荣格《回答约伯》(*Answer to Job*)[①] 一文对我形成关于这个主题的反思特别有帮助。正如在他所有的著作中一样，荣格不是用线性的方式来揭示主题的：随着主要论点的展开，他就逐渐地迂回着将主题与其他论点结合在一起。正当我们似乎感觉他的某些观点是此前出现的那些观点的一种直接的和逻辑的结果时，其他的观点则莫名其妙地冒出来转而又在几行字里很快消失。所以在这里同样不要感到惊奇，在观点密集和引人入胜的论述中，可以看到荣格经常表达他自己的——我们今天最好称其为——“有力的陈述”。

在我看来，当荣格断言——“创造者与其创造物之相遇，改变了创造者”[②] ——的时候，他论及的是事物的核心。这一断言的意义和理由，就在这个关于上帝、上帝的阴影及其“创造物”约伯的故事的各种变迁当中了。但是这个故事隐含的喻义以及它所引发的问题，很容易在我们最初发现它们的参考框架之外找到。

在元心理学（metapsychological）的水平上，这个故事最直接的喻义可能在于这样的事实：只有通过与约伯的面对，而约伯既是自我，也是自

① C. G. Jung, “Answer to Job,” (1952), in *Collected Works*, Vol. 2, pp. 355～470, 1958, 2nd edition 1969, London: Routledge & Kegan Paul, .

② Ibid., p. 42.

我意识，一种原型（依我看，甚至可能是自性的原型）才能够“意识到”自己内在的二元对立（dichotomy）。要做到这一点，似乎需要同时采用至少两种不同的视角：一个位于内部，一个则在自性的外部。只有通过这一途径，才能区分对立面，同时把两个相互对立的方面放于对立的位置，在这里，对立的双方是善与恶这个二元对立体的两极。当原型在心灵的现实中表达自己，甚至达到在自己的创造物中体现出来这样一种极致的状态，就能带来转化。就荣格的许多异乎寻常的“传记故事”来看，这可能就是荣格采取的非常诱人但远非直接清晰的立场的来源，而从这一观点来看，这些“传记故事”可以视为代表了无意识的自我实现。

对这样一种假设的求证也意味着我们必须考虑一种可能性，那就是一个原型能够采取一种自己的“意识”。而且，只要“意识到”自我（Ego）的意识，就能产生转化，而这反过来又变成了一种有力的要素，能够转化原型。换句话说，自我除了作为自性的延伸物之外，它首先是一种功能的延伸，通过自我，自性能够产生对自己的意识。我认为，这很可能就是自性化过程的最终目标。

我还想强调一下表征行动（the act of representation）的重要性以及它的转化功能。通过使创造者“看到”事实上他在对其创造物“做”些什么，或者通过赋予这些行动“可视性”（visibility），创造物能够潜在地改造其创造者。因此，上帝，创造者，能够把他的“毁灭性的狂怒”指向约伯，他的创造物，其目的是为了实现他自己已计划好的生活伦理。换句话说，分析师应该能够给病人提供有效的工具，用以激活一个“不同”的空间，在这个空间里可以创设一些条件，能让无法表征之物得以表征。不论表征所发生的空间是否是梦的空间，或是一个情境，如沙盘游戏治疗，在这样的空间里分析师进行干预，为病人提供特定的工具来激发其表征能力，最终的结果是一致的：主体学会了以客体的方式来知觉自己，因此而学会了在某个时刻以自性的方式存在，或同时以自性和异于自性的他者的方式存在。因此，荣格的话语为这样的时刻赋予了特殊的重要性——例如在梦境中，或者是在沙盘意象的创造当中——在这些时刻，我同时扮演着创造者和创造物的双重角色。但是仍然可以在以下两种行动中做出选择：（1）我可以无所事事，并且顺从我的主观的自我满足感，在并不理解创造者和创造物的伦理的情形下去创造和破坏；（2）我可以抓住这个机会来为更广阔的觉察打好基础，这种宽广的觉察力可以激活转化的过程。

这些对于《回答约伯》一文的简短反思，也许可以通过分析下面这个临床个案而得以充实，因为在沙盘游戏中所创造的意象都是非常复杂的现象。当病人观看他们前几年或前几个月完成的沙盘的幻灯片，发现他们对于自己实际创作的意象的回忆与事实有很大的不同，或者是部分不同，或者完全不同时，我们就能更清楚地认识到这一点了。病人甚至可能会否认这些意象是他们自己曾经创造的。记住病人的沙盘建构在何种程度上成为其觉察自身内在的物体和心理动力的预兆，是非常有益的。这也导致我确实深刻认识到我自己是多么频繁地"没有记住"或者可能"歪曲"了病人创建的初始物体。这种"歪曲"有时是有关沙盘中创建的意象的转换问题，但有时却是真正的、确实的盲目导致的。

卡拉是一个病人，我一般称她为同事。

她 40 岁，已婚，育有一子。她从事心理健康工作，并且她的工作要求担负极大的责任。当开始遭受惊恐发作（panic attacks）的困扰并伴有心境的波动之后，她决定接受分析。从我们最初的几次面谈开始，我就注意到在卡拉的人格中呈现出边缘型人格障碍的特质，这一点是通过受迫害情结（complex of persecution）所反映出来的。这种情结一方面导致了惊恐的发作，但另一方面也导致时不时出现的绝对的惰性期。

我们约定一周会面两次。

在第二次面谈的过程中，卡拉做了她的第一个沙盘（图 9—1）。她只挑选了两个沙具：一个中国的歌女和一小箱鱼。这一箱鱼起初似乎所指的就是沙盘的空间本身。但是，这两个沙具之间发生联系的方式有如此多的可能性，这在分析过程当中是非常有用的。当评论她在沙盘中呈现的意象时，卡拉自己提到那一箱鱼使她想起最近做的一个梦，梦中她的父亲好像在海里"播种"鱼卵。她问道："谁知道新生的鱼苗中是不是有一个能设法游到歌女那里?"我清晰地记得，那次面谈期间，关于那一小箱鱼（其实那是用染成灰色的米粒胶结在一起做成的），我体验到一种难以名状的不舒服的感觉。

在随后的几次面谈中，沙盘游戏仍作为分析病人的一个工具，但我已把体验到的那种难以名状却又很急迫的感觉压抑下去了。随后卡拉突然终止了她的分析，这是一个突然的而且是极端的"见诸行动"的事件，我自己对这个事件的体验是痛苦而复杂的，夹杂着挫折、失败感，也有解脱感。直到后来我才能够回到对病人沙盘的分析上，下面介绍的是对沙盘工作的最有意义的时刻的简要说明。

首先，最好是回到我立刻觉察到的卡拉的第一个沙盘建构的重要性

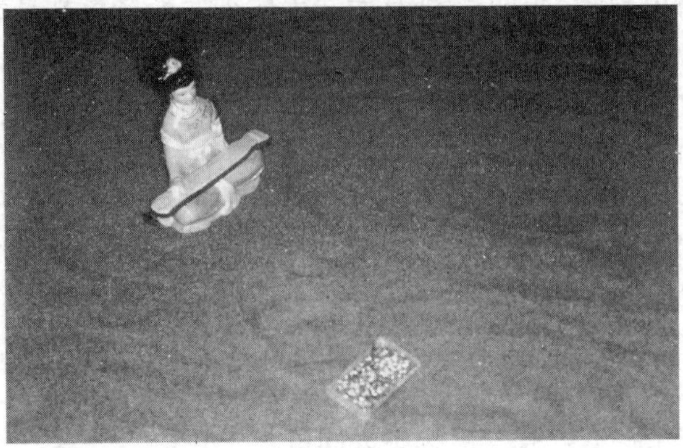

图 9—1

（特别是这个沙盘与她带来分析的第一个梦之间的关系），以及它在我身上激发出难以名状的不安感的那个时候。这两者都需予以处理。在我重温卡拉的分析时，那种感觉被证明是非常重要的。

通过选择那一小箱鱼，从一开始卡拉就显示出她的"黏附性认同（adhesive identification）"的维度，这事实上与心灵的两维性（two－dimensionality）有关，在两维空间里，第三个维度找不到合适的空间来表达自己。因此，分离就只能是极端的和突然的。

分析中断之后过了一段时间，我曾设法去解释卡拉在做完第一个沙盘后立刻呈现的那个梦，这让我认识到，我没有能够"透彻思考"病人从一开始就特意传递给我的信息。

在梦中，她是在一个公园里，在那儿她捡起了一只受伤的鸟（是一只金丝雀），随后她看到三头小象，"一头黏在另一头顶上……好像是从上面落下来又黏在了一起似的"。卡拉的联想使我把金丝雀和她的父亲联系到了一起——它所指的是在许多情节中她父亲和这些鸟都是主角。但那些小象对我们而言仍是一个谜。然而现在，回顾这些的时候，我们明显看出卡拉的梦是对她的沙盘建构的大胆再现：受伤的金丝雀，她还记得它的歌唱，指的是那个中国的歌女；三头灰色的小象，"一头黏在另一头顶上"，直接指的就是小箱子里用灰色米粒粘成的鱼。事实上，卡拉给她自己（和我）提供了大量的信息：那个中国歌女必须视为受了伤的来"考虑"，我们还要明白，那些鱼和那三头小象有着相同的重量。最后一点，卡拉在沙盘里所做的工作表明她的"三"或"第三"的维度被黏附、粘连到了何种程度：联结是如此紧密以至于她只能用"二"来表达她自己。

我也许可以通过指出沙盘中的鱼和梦中的小象这两者的相似性来进行干预。这样的解释可以把卡拉带入分析中的诸多元素都联系在一起。这些元素包括：她在沙盘中创造的沙画的表征，由此衍生出的梦，还有已经有力地涌现的移情的动力，那时卡拉曾经对我说："我是不是太重了？我担心我现在很重。我想要你抱我在怀里。"

病人在沙盘中创造的意象同时也汇集了我的反移情，但我没有做到充分地考虑这一事实。换句话说，由沙盘组成的"创造物"不仅会改变由病人组成的"创造者"，而且也会改变由分析中的参与双方（分析师与病人这一二元体）组成的另一"创造者"。实际上这种疏忽使我忽视了卡拉所说的"重量"，即受压迫的感受，被忽视的还有那些全部"粘连在一起"的小鱼所传递的破坏力。事实上，病人的沙盘工作给我提供了一个机会去激活一种分析情境，这种情境也许从一开始就有可能接纳并加工处理那种两维的破坏性，而她强烈地感到自己被这种两维的破坏性折磨着。失去了接纳和加工处理两维破坏性的可能性，注定会导致分析就像实际所发生的那样，屈从于这一两维的破坏性。

在完成第一个沙盘后的第一周和第四周，卡拉又分别做了两次沙盘，这两次的沙盘非常相像。在两个沙盘中都使用了大量的沙具，并且摆放在相同的位置。这些沙盘意象是由卡拉的双手"激活"的，并以人物和物体的呈现为特征。我们在这就不需要具体描述这些人和物了，但是关注一下她在使用沙具时所做的一些评论会是有益的。

她建好一座山后说道："我想露出一片天空……"她开始拨开沙子显露出一小块儿蓝色的沙盘底部……"但很难把它分离开来。"

"需要一些人物。"她把两个分开的儿童小人偶放进沙盘，并把他们肩并肩地放在了一起。"但这（指两个小人在一起）不是我要表达的意思……他们两个应当是稍稍黏合在一起的。"

她放下一根一端分两个叉的小铝棒，说道："有些东西是从一个单一整体分叉出来的。"

在与卡拉一起工作的一个月当中，我看到了许多边缘型人格的典型特征，卡拉"以其自己的方式"向我展示了这些特征。由于第三维度的极其"孱弱"的存在，卡拉被束缚在一个两维度的情绪生活当中。第三维度的力量很小，无法用象征来表达自己，因此妨碍她对各种关系进行加工处理，不管是从内部，还是从外部。"我需要接近事物，以便把它们推开。那甚至是一种身体的感受。"

在沙盘的构建中，在山脚下掘出了分界线或地平线，这为这种状况提供了切实的征兆。只有在后来，当我看沙盘场景的照片时，我才看到了地平线，而只有在那个时候我才意识到，卡拉构建的沙盘只是表面上看起来是三维的，事实上，它们是极度“扁平的”和两维的……只有在看卡拉的沙盘照片时，我才真的看到了这个地平线是如此强烈地压迫着她。

她对于父亲—阴茎—乳房—分析师的攻击性一下子突然冒了出来。这种攻击不仅指向她患有癌症的父亲，而且还鲜明地指向她的母亲。她把她母亲描述成一个自私的女人，由于父亲的软弱无力，她就充当了实施“规则和限制”的角色。不论什么时候，只要卡拉做错了事，她母亲都要对她施以严厉的惩罚，但却没有表达过慈爱和关心。我有时候会体验到自己就像乳房，卡拉想要从中得到哺育，与此同时，我交替地体验到自己就像阴茎，她想予以阉割，因为她会批评我的解释和我理清思路的能力。

做完第三个沙盘后隔了七个月，卡拉做了她系列沙盘的第四个。这里我们需要详细描述一下她沙盘中的构造。

这次面谈开始的时候，她说她正在读一本卡恩（Mhasud Khan）写的书，并且她被“生存本能与死亡本能之混合”这一句话深深打动。她发现自己在思考，似乎对自己的无知感到非常惊讶，想到她自己从未学会做面包或馅饼时所需要的和面、揉面等技艺，然后她继续说，她认为这两种本能是各自独立的，它们必须沿着各自的道路平行前进，绝不应该彼此相互掺杂、混合、纠缠或混淆不清。

随后她起身走向沙盘。她往沙盘里加了一些水，把湿沙集拢起来并开始混合。她一边做着，一边说道：“让我们想象一下我们正在混合这个与……无论如何，我感到生气……在这里我不担心把我的手弄脏，但在家里当我不得不用面粉做东西时，那确实会让我感到心烦……我的双手黏乎乎的，我无法忍受。我觉得不论何时，开始揉面时我会感到一股能量进入我的双手，那正是我不能忍受的事情……（她往沙子里加了更多的水并继续混合它们）……我想扼死我父亲……就像这样！（她猛烈地挤捏着沙水混合物）……我非常生气，这让我咬牙切齿……”

在这一刻卡拉向前弓了一下身子，我看到她浑身颤了一下……她叹了一口气并使自己平静下来。她把双手浸泡在沙盘中的沙水混合物中。她开始深深呼吸，好像吸气非常困难似的。她说：“你知道我现在的感受吗？我感到我的手指……我感到我的舌头，好像我想……去吮吸，吮吸什么东西但不是喝牛奶……可能那就是我的手和腿有时会麻痹的原因……但是为什么？……不管怎样，我感到了我拥有的所有力量。我不明白我为什么这么用力地挤捏，或者我在挤捏什么。我有一种难以置信的需要，需要这么做！”（到现在，有一段时间之后，她不再混合沙子，而是有节奏地在她已掺和好的混合物中揉捏她的双手）……“我感到充满了力量和能量，或许我从中找到了一点快乐……在这里我本可以创建一些东西，但就在此刻我感到……不！现在我不想建造任何东西，我只喜欢体验这种感觉，就是如此！”

她在湿沙中的双手停止了移动，并从沙盘中拿了出来。时间流逝，这次面谈也结束了。卡拉非常匆忙地离开了，只留下我独自一人和一堆沙子。

我独自一人待在治疗室里，还有一堆沙子。在这次面谈过程中，我感到我的胃好像被撕裂开来，我喘不过气来，也找不到一种声音要求她停下来，要求她不要再进一步做出她的扼杀行为，不要再去温情爱抚，不要再去吮吸……我感到自己既是一位父亲，也是一位母亲，更是一个纯粹的、不掺杂其他任何事物的血肉之躯。

我待在治疗室里，看着那一堆湿沙，我想着那一堆沙，现在就是我能看到的全部。我还在想，卡拉通过她的所言所行，给了我重重一击，而我却无法想起任何意象，或者哪怕对此有一丁点的想法。当面谈结束时，我感到有点解脱了，但是我同时也感到，很难去恢复我的思考能力，对卡拉担忧的事情进行思考的能力。

事态的发展开始加快了步调。卡拉父亲的病情突然恶化，并在三个月后死亡。几次面谈以后，卡拉梦到我躺在一张小床上：血从我嘴里流了出来，我给了她一种我即将死去的征兆。

在分析关系中有两点进展似乎是值得注意的：我的阐释变得更加深刻而尖锐，并且我意识到，我第一次开始设法去找到我与卡拉必须保持的“适当距离”，并“准确地”加工处理那些心灵的素材和转化的动力。

卡拉又创造了三个沙盘意象，但这几次她运用沙盘的风格完全不同：她把沙盘变成了类似于黑板的东西，在上面她用手指描绘出一些梦境的图解或略图，这些是她感到不能用其他任何方式来恰当描述的。

在第一个沙盘中她画了一个矩形，并在它的边上点了三个点。她告诉我她梦到了一张餐桌，在那儿她、她父亲和她母亲全都坐在餐桌旁，但她记不清她母亲到底坐在哪儿：矩形是餐桌，她自己是餐桌上面长的一边的那个点，她父亲坐在餐桌的顶部……她母亲……在这儿！……正好面对着她（并且她用食指印出了那个点）。

在第二个沙盘意象中她画了一个小螺旋，并且告诉我她梦到她找不见儿子了。随后她看到地上有个洞，她探过身去看那个洞，深不见底，洞的内壁“被男孩子的尸体覆盖着”，他们似乎是被一股旋风卷入的，旋风还要把他们拖入洞的更深处。她看到她的儿子也在其中，她伸出了手臂给他，并成功地把他拉了出来（图 9—2）。

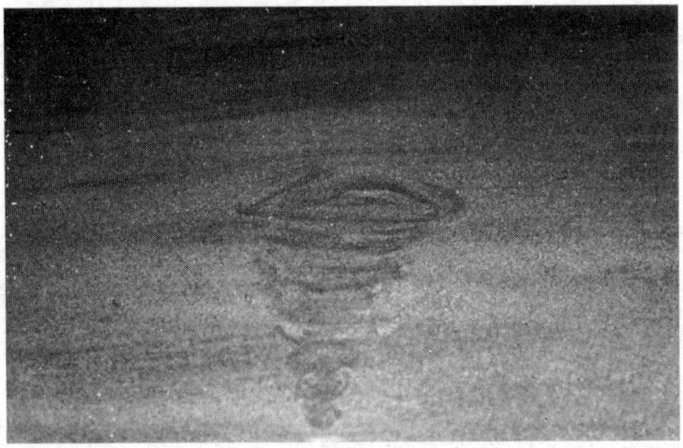

图 9—2

在第三个也就是最后一个沙盘意象中，卡拉画了两个看起来是三角形的东西，这两个三角形在顶点处相交。她告诉我当她醒来的时候这个意象进入了她的脑海中：两个交叉的刀片（图 9—3）。

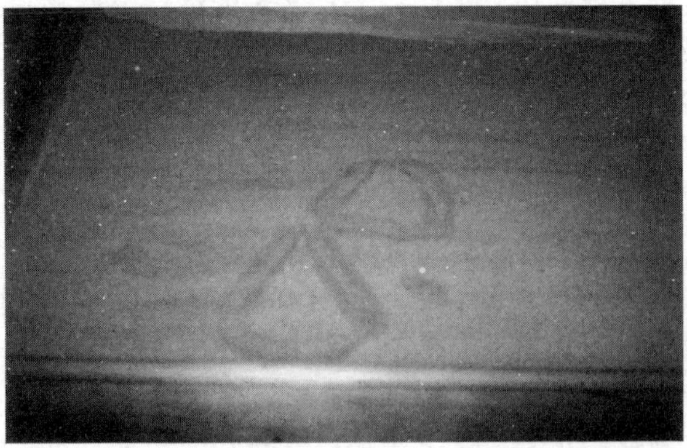

图 9—3

在卡拉的父亲去世后的一个月中，她的丈夫告诉她，他一直与另一个女人有婚外恋。在那过后一个星期，卡拉打电话通知我说她已经搬回她出生的城镇："非常抱歉没对您提及这件事情……只是这两天我才做此决定的。"

分析就此中断。

结语

在中断分析之前卡拉所做的最后三个沙盘意象值得进一步探讨一下。尽管我对这些"图示的"意象的最初反应带有一种忧伤的感觉，以至于我都忘记了给第一个意象拍照，但其他的考虑后来引入了沙盘游戏治疗当中。

卡拉把她的梦境交付给了沙盘，就好像为她内心的真实性找到了一个容器，而这一内在的真实是她从前从未接触过的。我认为，混合着沙和水的沙盘里，既"容纳"了卡拉，也容纳了我自己，这使得我的身体能够通过移情—反移情、投射认同—反认同等多元的动力来体验并以它的方式来思考。而这种移情—反移情、投射认同—反认同的动力也能使我在卡拉所发动的移情的各种维度中更为游刃有余地采取行动。反过来，这也使我能够提供更多的阐释和各种其他的干预，她发现这些阐释和干预是有帮助的，并且也不会令人困惑，因为它们与分析进程中的移情类型是相适应的。

我开始感觉到这最后三个沙盘意象——在此过程中经历了巨大而突然的加速——验证了我作为"第三者"的在场。这种在场十分有效地帮助卡拉开始利用她的内部空间，用以容纳她的内在真实。那个空间，在那一刻，是由沙盘—黑板来代表的，它不仅适合作为一个容器，而且还可作为一个工具，它可以使我或允许我去观察。

考虑到卡拉进入分析时的混乱关系中的病理维度，这一允许我去观察，或向我"展示"的举动，也表达了她觉察到了自性之外的"他者"的进步。

尾声？

七年的时光已经过去了。

电话铃响了。

我马上听出了是谁的声音。

是卡拉。

她告诉我说她并没有真的搬到另一个城市……但是她以前曾经历过的事情在各方面都超出了她的承受能力。"我感到有必要谢谢你……在过去的几年里我已改变了许多……或许这听起来有些好笑，但现在仍然太早，所以我想问一下我以后能否再给你打电话，以便我们可以约定另一个时间……"

这次谈话发生在两年前。

（张　敏　蔡成后　刘建新　译）

第十章　论共鸣

茹思·安曼

共鸣这一主题在我心头已经萦绕很多年了。在这篇文章里，我试图把多年的思考归纳出来。

当以一个建筑师的身份在工作时，我会问自己："当我和接受分析者共同设计他们的家园时，两人之间到底会发生什么？我们的合作是一种美妙的、有裨益的共鸣呢，还是不够和谐的共鸣呢？"

再者，当我们参观一个外国的城市时，能够触动我们的东西是什么呢？我们感觉到很愉快，是因为一栋漂亮和精心构造的建筑物激发了我们的心身共鸣吗？又或者感到心身俱创，是因为建筑物所透出的那种灰暗、冰冷、粗制滥造、呆板和唯利是图的设计理念吗？

我曾经在其他几本已出版的书中写过这些有趣的问题[①]，但是其中有一个重要的"建筑学"方面的问题我还没有写过，而这个方面是和我的工作有着密切关系的——事实上，是和我们作为分析师或者心理治疗师的所有人的工作有密切的关系的。这个重要的建筑学方面的问题就是：我们的治疗室是如何影响接受分析者的治疗过程的？治疗室是一个能引起积极共鸣和有助于治疗的地方呢，还是会起消极作用的地方呢？我们的接受分析者对房间中那些能够引起别人共鸣的气氛是怎样反应的呢？或者我们也可以这样问：治疗室所透出的气息是如何作用于我们的接受分析者的？

到目前为止，我很少听到哪一位同行说过，治疗室是整个治疗设置中的一个重要因素。可能当治疗师一旦置身于自己的治疗室，并且与之保持一种和谐的关系时，就不会注意到它对其他人的影响了。

---

① For example：Ruth Ammann，Das Traumbild Haus. Düsseldorf：Walter，1987. Ruth Ammann，"Innenraum und Aussenraum，Lebensräume der Menschen，gesehen mit einem architektonischen Auge und einem psychologischen Auge"，in *Lebensräume*，*Spielräume*，*Schutzräume*. Düsseldorf：Walter，1999.

当我有机会在其他同事的治疗室工作，尤其是在其他沙盘游戏治疗师的沙盘室里时，我就变得关注这一方面的问题了。在一些治疗室中工作，我会感到很惬意；也有一些治疗室会把我激怒，原因是他们的治疗室中缺乏一种适合治疗的气氛——或从我的角度来看——缺乏一些重要的沙具，诸如一些带有宗教色彩的人物，丑陋的没有丝毫美感的物件，和一些随时可以被塑形的材料等等。这种情况就属于人和工作空间“不能达到一种好的共鸣”了，然后这种状态会蔓延到我的整个工作过程中。我不能和房间保持一种和谐的关系，身心就会处于不平衡的状态。

我们说：“我的皮肤感觉不错或者感觉不舒服。”每个人都懂得这句话的含义吧。我们工作的房间就相当于我们的第三层皮肤（第二层皮肤是我们的衣服）。因此，我们显然也需要令自己的第三层皮肤感觉舒适。

通过在其他分析师的治疗室中工作，我亲身体验到，如果接受分析者和分析师的房间保持一种积极或消极的共鸣，他们会有什么样的感觉。接受分析者与分析师的治疗室之间的相互作用，无疑是心理分析的一个重要方面。

另一个要讨论的是色彩的世界，在那里，振动，更准确地说是波动，扮演了一个重要的角色。当在工作中和日常的颜色、艺术、建筑物的色彩以及和接受分析者为了治疗而画的画打交道时，我深深体会到颜色是一种能调动人的情绪的波，而且每一种颜色都能向我们传递一种特定的能量。每种不同颜色各自所属的能量场都能和我们产生不同的共鸣。在治疗中，甚至我们衣服的颜色都可以是至关重要的。[①]

花园是我和很多人最喜欢的生活空间，在其中也存在着鲜活的共鸣现象。我们能体验到花园或者园艺那令人着迷和具有治疗功效的作用，这是因为在花园里，我们和大自然的各种力量和无限智慧产生了共鸣。我们身处昼夜转换的节律中，处于永恒的四季更替中——我们和大自然的一切保持着和谐或者不和谐的关系。荣格曾经在他的著作《回忆·梦·思考》中用优美的笔触描述过这种状态。他在书中描写了他在波林根塔楼的生活：“在波林根，我和大自然达到了适度的和谐。”[②]

---

① Ruth Ammann，ChaperⅡ，“The case of Anna suffering a phobia of red”，in *Das Sandspiel*，*Der schöpferische Weg der Persönlichkeitsentwicklung*. Düsseldorf：Walter，2001.

② C. G. Jung，*Memories*，*Dreams*，*Reflections*，recorded and edited by Aniela Jaffé. London：Fontana Press，1993，p. 253.

我们都知道人类和植物之间的相互作用，如和树木、植物、花草的相互作用，是相当有意义的。我们能在花园、田野和丛林中体会到这一点。然而，我们只在很小的程度上感受到植物所散发出来的那种健康、积极的气息。如果一个人把一些绿色的植物——或者更加有效的——把刚刚采摘的鲜花放在房间中，整个房间马上就变得生机勃勃，能激起人们的共鸣。有一个接受分析者的观点很有趣。一天，我没有在治疗室中摆放鲜花，于是她问我是不是生病了。我很惊讶地问她为什么这样想。她回答："因为你的房间中没有摆放鲜花啊！"

由于有了以上这些体验，我开始思考一系列问题，如声音、房间、色彩、大自然以及我们环境中的其他东西与我们是如何产生情感共鸣的。这些问题成了台阶的基石，引导我一步一步地走向一个最重要的问题："在以谈话为主的分析过程中，或者在所谓非言语的，接受分析者说得少，更强调感觉体验的沙盘游戏治疗中，我和我的接受分析者之间到底发生了什么？在一次治疗会面中，有哪些动力在起作用呢？还有，那些所谓的互动场或治疗场（therapeutic field）到底从哪里开始，又在哪里结束呢？"我还会特别思考以下的问题："除了使用有效的和睿智的荣格心理治疗技术，还有没有别的东西在发生作用呢？除了相互间的投射、移情与反移情的因素之外，还有没有别的东西来决定治疗的效果呢？"我还想知道："是什么东西真正决定了我们作为分析师的工作是成功和独特的？"我想知道这点，是因为我坚信，如果在我的工作中没有独特之处，我会倾向于去从事别的工作。

我对这些问题的看法可能被认为是自恋的，但情况并非如此。

对这些问题的关注，植根于我多年的心理治疗工作的体验，还有我观察到的我们这个职业日益处于一种追求"效率、收入、时间等"的压力之下。越来越多的心理治疗的理念似乎被看作旨在使人变得功能良好的一项技术而已——这种功能良好就像是一部功能良好的机器，对此，我和我的很多同事都非常关心。当然我们不能否定，一个人为了生存在这个世界上，他必须是功能良好的。还有，我们不能忽视心理治疗中那些临床的、精神病学的组成因素。可是我们仍然需要从一个更广博、更深远的层次去理解心理治疗的含义：它意味着帮助一个人去完善和发展他或她的人格。荣格心理分析的术语"自性化"不单单指人能够在世上活得有效率，它还意味着发展和挖掘个人才能和潜能的独特性，最终利用这些才能和潜能为我们人类社会做贡献。心理治疗，尤其是荣格学派的心理分析或者荣格学派取向的沙盘游戏治疗，远不止是“一种技术”。我将用音乐作例子来解释为什么我会说心理治疗“远不止是一种技术”，恐怕音乐是我们理解共鸣的最好领域了。

一个伟大的音乐家并非要具有娴熟的技巧，而是要触动人们的心灵，通过寓音乐以生命来让自己和听众达到共鸣。我们都知道俄耳普斯（Orpheus）的故事，他是“所有”时代中最伟大的歌手和音乐家。他甚至能够通过他的音乐来挪动石头。借助音乐而非技巧，他把自己内心的“振动”传达给了石头的“心”。去“移动”一块石头——和去感动人类的心灵——是一门艺术和一个奇迹，而不是一项技术。

一种占主流的观点认为，心理治疗应该是一种短期的、经济的和高效率的技术。幸运的是，与这样一种日益增强却又令人烦扰的趋势相对立的，一个既崭新又古老的问题被提出来了：到底什么才真正是治疗中的有效因素？

在彼特·海因（Peter Hain）的《心理治疗工作的奥秘》[1] 一书中，他就“什么才是我们心理治疗中的有效因素”这一问题采访了很多伟大、成功和有名的心理治疗家，包括弗兰克·法瑞里（Frank Farrelly），西格弗里德·姆罗奇（Siegfried Mrochen），保罗·沃兹威克（Paul Watzlawick），赫尔姆·斯蒂林（Helm Stierlin），克洛·马登斯（Cloe Madanes）和其他一些人。我们可以总结一下他们的观点，那就是：这个有效因素不是，或者不首先是某一特定的学派（比如荣格学派、弗洛伊德学派等等）的技术或者原理，也不是在治疗过程中能正确使用药物，最具有意义的因素就是治疗师的人格。他们大多数人都提及诸如“真诚、乐观、正直、诚实和创造性”等人格品质，而我们荣格学者可以补充的是“具有鼓励和激活心灵自我治愈能力的那种能力”。再者，他们还提到另外一些至关重要的品质，如好奇心、幽默感、直觉和敏锐的观察力（这对于沙盘游戏治疗师来说，当然是尤其重要的!）。

那么，到底是学习心理治疗的技术重要呢，还是从整体的角度来发展和完善一个人的人格重要呢？还是两者都重要？当然是两者都重要！出色的心理治疗技术训练和完善的人格都是必要的。对于人格的完善——我们知道在德语中有这样一种绝妙而贴切的表达：我们说“Bildung des

① Peter Hahn, *Das Geheimnis therapeutischer Wirkung*. Heidelberg: Carl-Auer-Systeme, 2001.

Herzens"，即"心灵的教育"，我的字典把它翻译成"修心养性"。可惜这个翻译并不十分恰当。"心灵的教育"在德文中的意思远远超过翻译所表达的内容。"心灵"是一个深不可测和神秘的象征。它和"爱"、"爱洛斯（Eros，生命力）"以及"关联性"紧密相连。因此，在前面所提到的那些对治疗起作用的因素基础上，必须加上"爱"、"爱洛斯"和"关联性"这几个品质。

再让我们回到共鸣现象上来。说到心，我想给大家看一幅图片（图10—1）。

这是我的一个38岁的女性接受分析者做的最后一幅沙盘的图片。她跟着我做了六年的心理分析和沙盘游戏治疗，因为她一直被遗传进行性肌肉萎缩症折磨着。大约在开始的四年，她很少谈及这一异常严重的疾病——这对于她来说太痛苦了。相反，她谈了很多不同的问题，这些问题固然十分重要，但是相比起她的病，实在是微不足道了。她的绘画和她的沙画，总是在讲述另一种语言，即身体的语言，是一个受折磨的身体的语言。

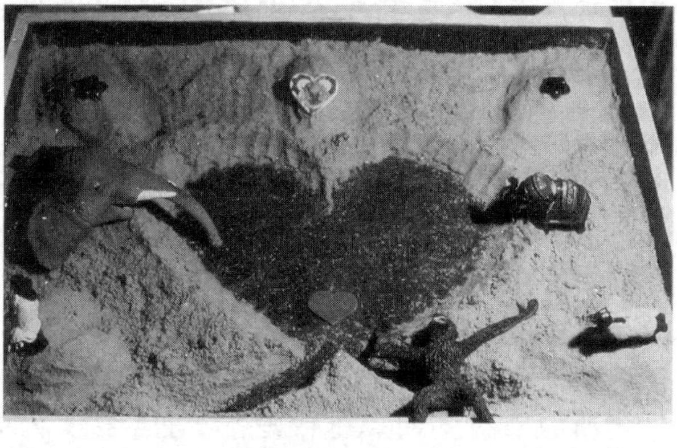

图 10—1

我总能意识到，由于她的病是进行性的，所以她的身体是不可能被真正治愈的。但我在内心里却总是抱着一种希望，希望她的心灵能和她那遭受痛苦的身体重新保持和谐一致的关系，以此来治愈心灵的创伤。

实际上，这一重新调和的过程是非常缓慢的。在最后一年的治疗中，她每次会面都创作一幅沙画。通过在沙子上塑造积极的意象，她说她能够平衡掉那种因为了解病情而带来的痛苦。

一个早上——那是在风和日丽的春天的一个早晨——她来到沙盘前，创作了这幅沙画。

她对这幅沙画做了如下的解释："这两头象分别代表我和你。这头小象最终和那头大象产生了共鸣。"在说这些话时，她手里抱着一只猴子。在她以前的很多幅沙画中，这只猴子都象征着她那虚弱和"糟糕"的身体。这时，她按摩猴子的手脚，仿佛想使它们暖和起来。然后，她把猴子放进"共鸣"场当中，这个"共鸣"场就是沙盘中心那个蓝色的心形空间。

对于她那句"小象和那头大象产生了共鸣"，或换种说法："最后我和你产生了共鸣"，应该怎么理解呢？她感受到的是怎样的一种共鸣呢？还有，它源于哪里？结果如何？

为了找到答案，我们先暂停片刻，因为一旦我们明白"共鸣"的意思，答案就会浮出水面了。

众所周知，共鸣现象和音乐是联系在一起的。它的原理简单，但却是很有说服力的。比如某个人按下了一个琴键，那么不久八度音阶、第五音和第三音就开始震动了，整个钢琴立刻就发生共振了。

或者，你手里拿着一把四弦小提琴，在你旁边的桌上放着另外一把四弦小提琴，只要你开始拉响手里的小提琴，桌子上那把小提琴的弦也会开始振动。

如果你是一个穷困潦倒的小提琴家，只有一把一条弦的小提琴，那么当你拉响它的时候，桌上的小提琴也就只有一条弦会跟着振动。但是如果你有一个绝妙的乐器，它有十条弦，那么不单单桌上小提琴的所有的弦都会跟着振动，房间里的其他乐器也可能跟着振动。

我知道举这个劣质小提琴和奢华小提琴的例子不太贴切，但也不失为一个出色的比喻，它描述了共鸣是怎样影响和作用于人与人之间的。如果分析师是一件"劣质的乐器"，那么他或她就不能给接受分析者的乐器以生命。从另外一个角度看，如果形容一个分析师拥有一件"功能多样的多弦乐器"，那就意味着分析师拥有一个过于多样化和不统合的人格特征，那么他很难去唤醒或建造来自病人那里的正沉睡着或者还没有存在的那根弦。

当然，分析师和接受分析者也不是总能处于共鸣或和谐的状态。相反，却是经常不能处于这样的共鸣状态。分析师和接受分析者在治疗之初，都会向对方传达不同的振动。然而，一些主要的波动，诸如生活中的爱、生命力和信任，这些在身心发展中必需的品质，则必须来自分析师这一方。这些都在接受分析者此时（六年后）的沙画中显示出来了，因为在一开始治疗时，她就用了一头大象作为生命能量、真诚和相互关心的象征。事实上，直到摆最后那幅沙画时，她才明确告诉我，她把大象拥有的那些品质和我本人联系起来了。

现在，我们继续探讨“共鸣”的原理。

从钢琴的例子中，我们懂得，由于共鸣的原理，钢琴可以发出完整的、和谐的声音、音调和泛音。这样的情况不仅仅存在于音乐和声乐中。

在这里，我打算引用克莱梅（Friedrich Cramer）著作中的一些思想。克莱梅教授于 1923 年出生，获得了自然科学博士的头衔。1962 年到 1991 年期间，在德国哥丁根（Gottingen）的马克斯·普兰克（Max Planck）学院担任系主任，从事实验医学研究。在他的《生命的交响乐》[①] 一书中写道，共鸣能完整体现在所有振动系统中，诸如原子、分子、人的大脑、进化过程和其他很多的过程中。他把“共鸣”定义为一种能把世界最本质的东西统合起来的要素，它能够在心身之间、人与人之间、个人与社会之间发挥作用。所有这些相互作用都可看作彼此间和谐的振动。共鸣意味着这样的氛围总在影响对方、调整对方和覆盖对方。为了做到这样，它们之间可以刺激和强化对方，或者可以削弱和消灭对方。

一种振动或波动需要一个媒介，例如海浪借助水，声音借助空气，光借助电磁场，地震借助地球，而在沙盘游戏治疗中，表达身体的感觉和情绪要借助沙盘中的沙子。进一步说，各种各样的身体的、情绪的和精神的振动在两个人之间来回交织，这就形成了我们所谓的治疗共鸣场。

共鸣可以传递能量，它影响和引起运动以及变化。正因为共鸣是一种传递能量的方式，所以，对于各种各样触动我们的和从我们身上发出的多种多样的振动，我们要保持密切的关注和敏感性，这是相当重要的。作为人，我们能够传递积极向上和建设性的能量，或者散发那些消极低沉、破坏性的能量。为了我们的健康和其他人的利益，我们时刻要注意不要获得和发出那些负面消极的、破坏性的能量。

在这篇文章中，我不可能提供关于共鸣的更详细的例子了，于是我请读者们稍微花时间来思考一下在日常生活和治疗工作中的共鸣现象。还要考虑一下，治疗师自己的个人条件、治疗室的布置、四季、治疗室之外的天气情况、正在流行的政治观点和日常生活中的其他因素等等，这些是在

---

① Friedrich Cramer, *Symphonie des Lebendigen. Versuch einer allgemeinen Resonanztheorie*. Frankfurt: Insel Taschenbuch, 1998.

每次治疗面谈中起到决定性作用的因素。

现在，让我们回到那个患有遗传进行性肌肉萎缩症的女病人身上。我叫她皮娅。

图 10—1，是皮娅做的最后一幅沙画，图中，正如她自己所说的，两只大象彼此相连，产生了共鸣。现在我想回溯到六年多的治疗中，给大家展示两幅她在刚开始分析时所画的画（图 10—2 和图 10—3）。然后我从她这些年来做的 70 多幅沙画中，挑出一些有意义的给大家看。她每隔两周与我会面一次，一次治疗长达一个半小时，由于她的或我的假期的缘故，连续的治疗不时地会中断很长一段时间。

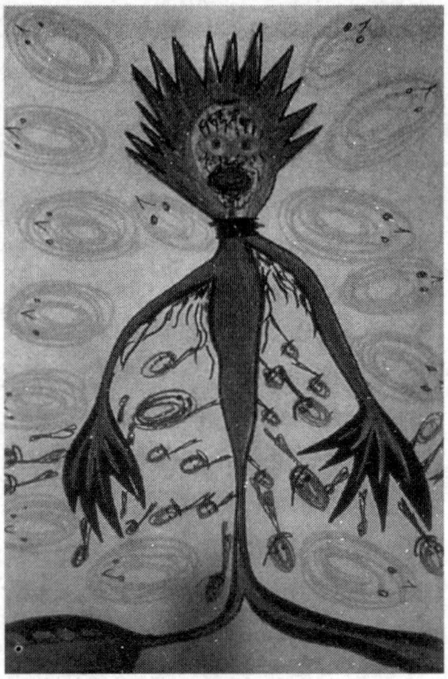

图 10—2

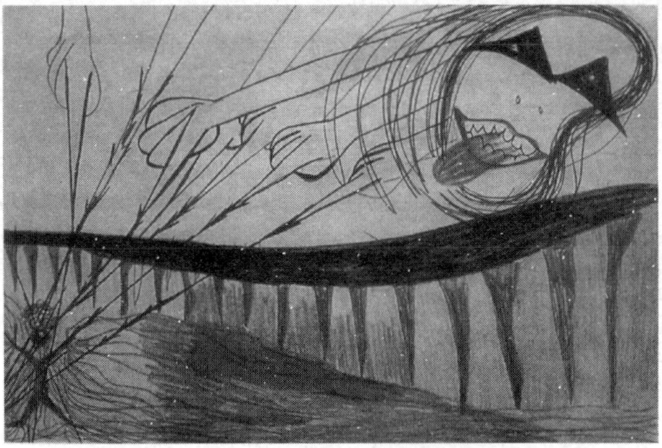

图 10—3

当第一次看见画中（图 10—2）的人时，每个人必定会吓一跳，这个人看起来受到了惊吓且已冻僵了。身体的颜色加强了身体被冻结的印象——被恐怖所冻结。有很多小刀子刺向身体，汗不断地往下流。这些冷汗正是皮娅经常会有的，只要皮娅那有缺陷的备受煎熬的身体被触碰，哪怕只是轻微的触碰，就会冒冷汗。当然了，由于她那羸弱和糟糕的身体，她总是会贬低自己的人格。“冒冷汗”成为她一个很大的问题。

在治疗的开始阶段，她并没有意识到她恐慌和冒冷汗的根源在哪里。那时候，她真正的创伤仍然是被隐藏起来的。然而，每次哪怕很轻微地和无意识地碰触她的创伤，她马上就会僵硬起来和冒汗。于是这幅画首先表现了那受惊吓的身体正处于恐惧和痛苦的僵冻之中。

但如果仔细看，另外两种要素是能被辨别出来的：有很多看起来很友好的圆形的人脸，在左下角还有一只形状像是一片叶子的脚。

在我看来，这只形状像一片叶子的脚是源于一种自然的要素，是能够获得帮助和营养能量的。这只脚看起来就仿佛扎根于大地母亲中。

我觉得那些黄色的人脸是友好和受保护的——无论如何，和位于画中央的那个恐怖的蓝色人是很不一样的。我把它们看作光明和积极的细胞群，试图把那看起来要碎裂或瓦解的蓝色身躯组合起来。从治疗一开始，我就有这样的设想，这些明亮的因素和皮娅的免疫系统应该有某种关系。可惜现在它虽然在那儿，却"袖手旁观"，还不足以强大到去帮助那感到恐惧的身体。

然而，我的接受分析者没有注意到那些友好的、黄色的人脸。尽管我尽量温和地要她注意它们，但她还不能够看见，因为她把注意力完全集中在生活中悲惨和病态的一面了。于是在刚开始治疗时，她只是无意识地画出了那些有益的因素，但却无法看见并接受它们，无法把它们作为有效资源来加以使用。

那该怎么办呢？根据我的经验，我知道心灵正在缓慢地运作着，它需要一定的时间，不能去催促它。尤其是对于那些经历过重大创伤的人，他们是异常敏感和脆弱的。因此，如果这时坚持去暗示她画中那些有用的方面，对治疗是不会有帮助的。她不能接收这些信息。我相信游戏的治愈作用，于是我提议她参加沙盘游戏治疗。

游戏——游戏和共鸣之间有什么关联呢？为什么在游戏活动中，病人可以获得发展和治愈的机会呢？

游戏存在于既定规则的固定结构和结果的灵活开放性之间的创造性共鸣中。沙盘游戏有很多规则，时间和空间的设置是规定的，对沙子、物件、人像或小沙具的要求是有限制的。然而，病人和沙子之间，水和沙具之间相互作用的结果，或者说是病人和治疗师之间那种相互感应的结果，则是完全开放的。意识和无意识的因素之间，以及感性和理性方面之间都是相互影响着的。精神实体和具体的物质是纠缠在一块的。治疗师和病人之间产生了共鸣，这意味着一种相互之间身体上的、情感上的、智力上的或者精神上的共鸣开始苏醒了。在这样的激活了的共鸣场中，往往隐含着一种崭新的、创造性转折的可能性。如果一个人真的投入到游戏之中，游戏的结果是不可预料的——相反，会产生一些令人惊讶的变化。

真正投入游戏给病人带来了变化的希望，这些变化体现在他们心灵的结构上，体现在对自己、对周围的人和对世界的态度上。这些变化不会在一两周内发生，但在每次的沙盘游戏治疗中，一次又一次地，坚硬和被冻结的结构就慢慢融化松解了，内在和外在的价值观开始慢慢地转化和更新。一种内在的，主要是无意识的智慧——用荣格学派的术语说就是自性——开始慢慢主导整个治愈和重生的过程了。我们可以坚信这一点。每个人的心灵都有一种自我治愈的倾向，只是我们必须给它一个机会去变得有生命力并表现出来。在沙盘游戏这样一种治疗方法中，治愈的秘密就隐藏在创造性游戏的背后！

让我们回到我的病人的治疗过程中。在她开始进行沙盘游戏治疗前，她画了另外一幅画（图 10—3）。

画中，我们看见了一张恐怖的脸，几只手从这张脸伸出来，刺向一个明显受到威胁的小人身上。皮娅把这张巨大的张扬的脸看作外在世界中消极和吞噬的方面，这些方面都是针对她的，其中包括了她的外公和母亲，皮娅的病就是从他们身上遗传的。由于病弱的身体，她感到在父亲和其他人面前自己是毫无价值的；即使她已经结婚了，并且非常喜欢小孩子，她却不能做一个母亲，所以她感到很羞耻。她把自己认同为左下角那个害羞的小人，同时感觉自己是一个备受痛苦的、受伤的和没有价值的人，这是周围那些“无法抵抗的充满攻击性的人们”造成的。她说，异常险恶的外在世界与自己的脆弱之间的矛盾，造成了内心中“冰冷”的抑郁，在画中她用黑色线条所描画的蓝色冰柱来表示。

我们一起工作之初，她认为一切毁掉她的负面因素都来自自身之外。几年过去了，她能够把画中那张威胁性的脸同时看作她自己的脸。当她对自己内在的积极资源了解得足够多时，就能够同时接受她自我毁灭的方面了。

经过三个月的治疗，皮娅做了下面所示的沙画（图 10—4，她的第九幅沙画，不是刚开始做的那个）。有趣的是，冰柱图案和黑色的线条又出现了。它们都是用纸做成的，于是使整个沙盘看来像一幅画。在黑色线条的下面，可以看见一只小小的蓝绿色的河马，皮娅很喜欢这只河马，她常常用它来代表自己。在黑色线上，沙盘的中央，躺着一个小人，皮娅把它称为“消极的因素”。所以我们可以看见冰冻和压抑仍然存在。小河马仍然处在冰冷的抑郁情绪中。然而，一头大象从沙盘的右上角走进了沙盘中，用它的长鼻子去碰那些冰。当皮娅做这个沙盘的时候，她只是提到大象在“滋养”那些冰，使它们暖和起来。我们应该还记得，从治疗一开始，皮娅就把这只大象看成生命能量、真诚和积极关系的象征。我们再回忆一下，皮娅在解释“共鸣图画”（图 10—1）时，就是经过六年治疗后做的那个沙盘，她清楚地把这头大象和我联系起来了。所以回想起来，我们可以这么说，我（或者是整个治疗的设置）明显地发出一种富有生命力和温暖的能量，使那些冰开始融化了。

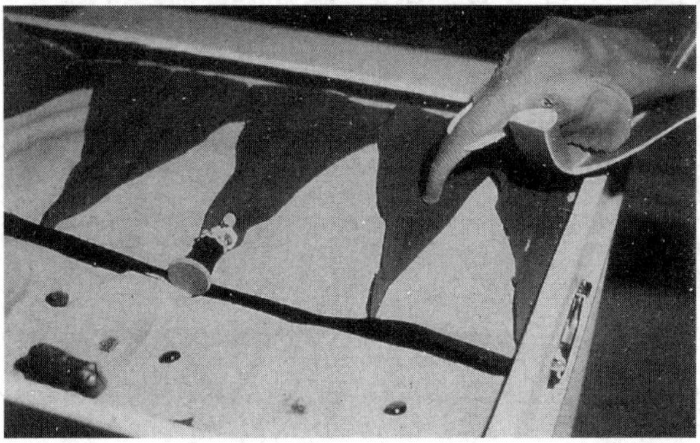

图 10—4

又过了两个月，皮娅做了这个沙盘（图 10—5），它看起来更像一幅画了。皮娅没有去碰沙子：她创作了一个介于绘画、抽象拼贴画和沙画之间的混合物。冰柱仍在那里，小河马也仍困在一只黑色的笼子中。在沙盘的顶部，我们注意到一个太阳正在融化冰雪或汗珠，这个过程是用黑线下面的若干点滴状东西表示的，那些点滴状东西开始慢慢变红，最后好像形成一条红色的线，或犹如位于沙盘下半部分的湖泊。自那时候起，红色的元素就经常代表温暖和生命力了。

在沙盘的左上角，一些银色的蛇正从我坐的方向出发游向太阳。我们可以很容易就能共情于皮娅后来很不好意思说出的话。她说，积极的能量从我[1]这边流向那个温暖的太阳——她仿佛想要谢谢我，因为那美好的能量；然后她把一个红色的“心”放进沙盘中，心的上面有两份包裹着的小

① 指作者。——译者注

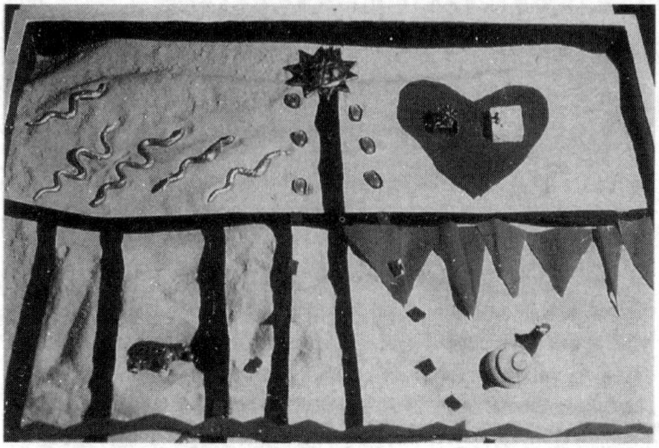

图 10—5

礼物。她再次微笑，低声说："其中一份是给你的。"另外一份礼物很明显是给她自己的。

在这里，我们第一次看见，在沙盘中使用"心"的目的就是为了给出一个积极和温暖的地方来容纳两个物件，一个属于皮娅，另一个属于我。我被这个沙盘深深打动了，同时问自己到底是怎样得到这份礼物的。我说了什么，做了什么，感觉到什么和无意识中表达了什么？多年后回想起来，我认为这其中没有什么特别的东西，只是对这个脆弱、年轻可爱的女人，我能感觉到一股暖流和对她的尊重在流动。我没有因为她的病而为她感到难过，原因是我很清楚地知道，她的病在生理上是不能真正治愈的。更重要的是，我看见了她那脆弱的、受伤的灵魂，和她那焦虑但是很具创造性的内心。正如我们前面所说的，我抱着一丝希望，就是通过协调与遭受苦难的躯体的关系，她的心灵和精神能够被治愈。

皮娅继续做沙盘。又过了七个月，她做了图 10—6 所示的沙盘。

画中可见，一片红色的（木质）叶子位于沙盘的中央，它上面躺着一头大象。大象被红色（温暖，具有生命力！）的小球包围着。银色的蛇表明了能量正从中央向外面散发出来。在上一幅沙画里，大象已经躺在这片叶子上了，被叶子承托着，包容着，这再次让我想起皮娅第一幅画中的叶子状的脚。我是这样解释这片叶子的：大象所象征的积极向上的生命能量是大自然给予的，大自然这种治愈的力量来自皮娅自己、我自己、治疗室和我的房子周围的大自然景观。实际上，我相信，从治疗室看出去的花园的景色，还有周围的树木和山，都令人感到有一种平和、舒服和治愈的

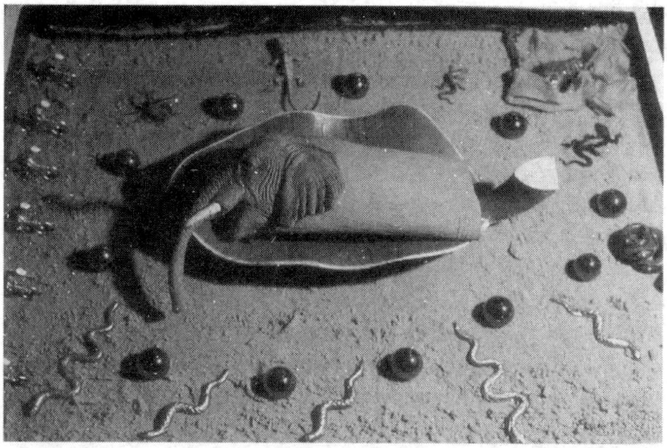

图 10—6

力量。

然后，皮娅拿起小河马，把它放进一个用橙色纸片做成的窝里面，再放到沙盘的右上角。这一安排看起来就像是创作"共鸣图画"（图 10—1）前的预兆，因为小河马和大象所代表的强大的治愈能量之间产生了共鸣，于是小河马就可以从抑郁的黑色监牢中走出来，它拥有了一个橙色纸片做成的小窝——橙色是一种代表重获新生的颜色。[①]

这幅沙画之后，皮娅在两年内创作了很多幅沙画，还有我们集中讨论了她的个人问题、婚姻问题和职业问题。她做的沙盘仍然很像一幅图画。皮娅几乎不去碰沙子，但会用很多东西把沙子掩盖起来，这清楚表明了她拒绝在其身体的问题上进入得更深。她仍然十分害羞，容易受伤，很难去表达自己的喜怒哀乐。

经过大概三年的治疗，我感觉到我们之间的治疗关系足够成熟和稳定了，能容许我的工作更进一步。在下一次的会面中，我对皮娅说，我看得出她犹豫着是否要在沙子中探究得更深入，我感觉她可以现在开始尝试一下。皮娅既不惊讶也不拒绝。她仅仅去接触大地[②]，也就是说，她在沙子中往下挖，直到碰到沙盘的底部。这一时刻是一个真正的转折点。现在皮娅开始在沙子中塑造各种不同的意象来代表自己的身体。

其中一些意象，就像图 10—7 所示的那样，她在上面粗暴地打了很多孔，为的是告诉我她感觉到自己就像被粗暴地侵犯，被打上了很多小洞，

① Susan Bach，*Life Paints Its Own Span*. Einsiedeln：Daimon，1990.

② 沙盘的底面代表着大地。——译者注

还有她的身体感觉到多么的痛苦。她告诉我说，这犹如在她的肌肉中有很多的洞，她感觉自己的身体越来越虚弱。

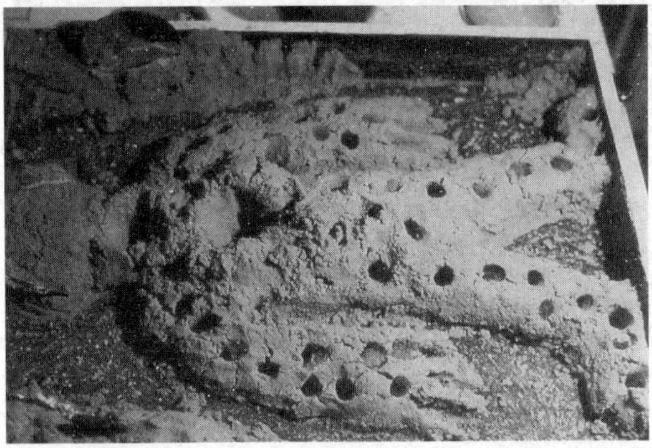

图 10—7

从一个特定的角度看，她这一时期的分析对于我来说也是相当痛苦的。我的病人通过很粗暴地摆弄沙子来发泄情绪，例如发泄她的痛苦、抑郁和恐惧。她内心感受到的所有东西，她都用手在沙子中表达出来。我坐得离她很近，仔细观察着发生了什么。在那些时刻，她那强有力的情绪和动作在我们之间营造了一种非常强大的身体上的共鸣。我被她表达出来的那些感情深深地打动了，同时我自己的身体也感觉到了她所承受着的疼痛。

这并非是我个人的独特经验。我想很多沙盘游戏治疗师能理解这样的感觉和感情，它们是身体的共鸣产生的，它们可能是温和亲切的，也可能是粗暴和伤害性的。我们作为分析师，如果真正全身心地投入其中，是不可避免地被病人在生活中的表现所打动的，有时甚至会被震撼——否则我们就不是一个活生生的人了。这就是为什么沙盘游戏通过沙子作为物质媒介，比单纯言语的分析治疗更能让我们有切身的体会了。这也是为什么一个沙盘游戏治疗师在一次会面后，不但必须去反思整个过程中发生了什么，还需要抛掉病人给我们情绪上和身体上的影响。可能一些用手的简单动作，诸如给沙画拍照，清理沙盘和抚平沙子，都是自我清扫仪式中的精彩部分。

经过几周，皮娅创作了这幅有趣的沙画（图 10—8）。我们可以看见一座山或是一只软体动物，回想起来，我们或许可以把它看作一个身体的细胞。生命正以小海龟出生的形式从中生长出来。沙盘的中央，一头大象很有力地伸出头来，正如我们所知道的，大象代表着皮娅的基本生命能量、温暖和信任。这幅沙画只是一系列细胞结构象征的开始而已。我很快就注意到她所构建的东西，不久皮娅也隐约意识到她所做的东西。首先是无意识的，后来是有意识的，她开始处理她那最深层次的问题，就是肌肉萎缩症。我们在图 10—9 中能找到其中一个例子，她把沙盘想象为细胞群，它们都很小，是她身体病变的一部分；她开始给它们注入了一些很有生命力的东西。

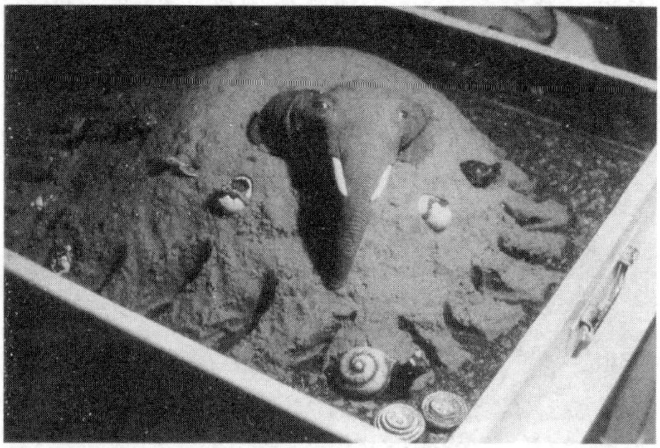

图 10—8

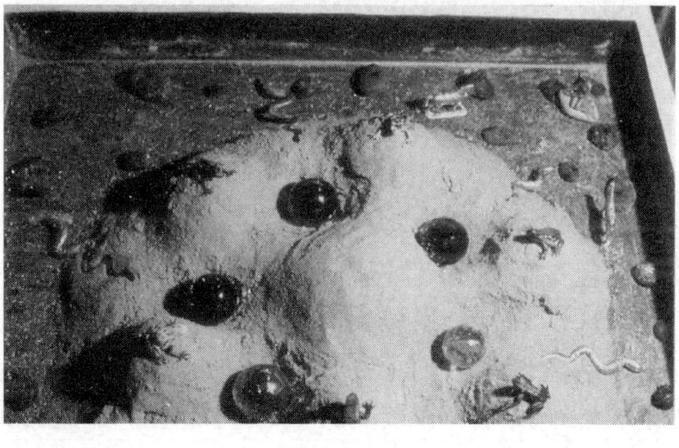

图 10—9

在做沙盘游戏治疗师这么多年的工作中，我曾经见过很多用沙子塑成的人体器官，但从来没有见过一个人能就其身体的疾病投入得这么深，这么持久。

这时，皮娅的心灵开始照料和抚慰她的身体了（图 10—9）。在很多幅沙画中（我不能把所有的沙画都呈现出来），她把沙子想象为细胞，用太阳和小油灯来带给它们温暖。一次又一次，她用红色玻璃石子、水果和蔬菜来滋养它们。现在她愿意和我还有她的医生积极讨论她的病了。

一年多后，她做了图 10—10 所示的沙盘。

一只猴子被放在沙盘中央的圆形中，在以前的很多幅沙画中，皮娅用猴子来象征她那饱受折磨的身体。这里，猴子能够伸展身体，走进现实世界中，同时它是受到保护的，被一个太阳一般的圆圈包围着。在这个圆圈上，我们可以看见一些红色（代表温暖和积极）的玻璃球。还有，我们看到了很多小矮人（一部很受欢迎的卡通片中的小矮人），他们在看着那只猴子——正如皮娅所说——并给猴子带来积极的能量和可爱的礼物。她说，小矮人代表着积极的、保护性的因素，这些因素能够给猴子——或她的身体带来治愈的力量和欢乐。

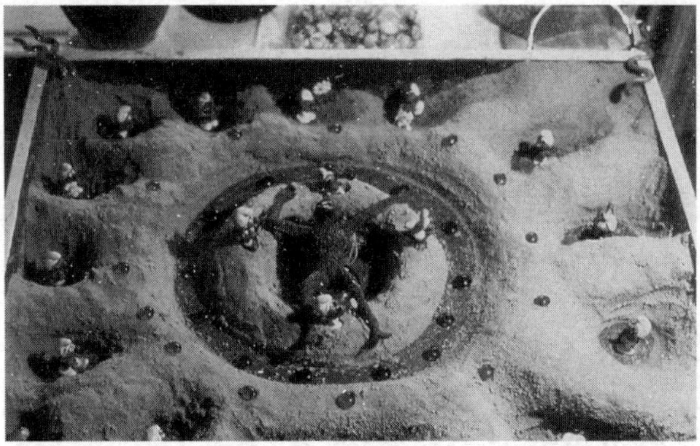

图 10—10

当皮娅说到这里时，我马上回想起，在她第一幅绘画（图 10—2）中，那张黄色的脸，它包围着那个恐惧、僵冻的蓝色的人，即皮娅的自我意象。在一起工作了这么多年，我想此时就是一个关键时刻了，即第一幅绘画和实际的沙画联系起来的时刻了。皮娅笑了笑，同意我的话。她说现在感觉到自己已经准备好去理解和接受帮助性的能量了，这帮助性的能量来自于她的内心，也来自于在她画第一幅画时还没有能力去那样做的那些事。我们花了很多时间去讨论在生活中接受、维持甚至是建立我们的免疫系统的可能性或选择性；这意味着从生理上和心理上照顾我们自己，否则就会忽视、否定和破坏这种自我治愈的力量。

几次会面后，皮娅做了下面这幅沙画（图 10—11）。

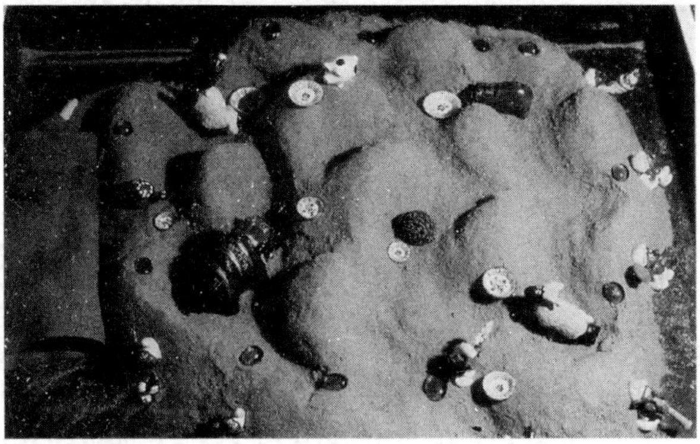

图 10—11

我们再次看见了一个细胞状的结构，在它上面有一些小矮人、两只有趣的绵羊和那熟悉的河马，还有在“共鸣”主题的那个沙盘（图 10—1）中出现的小象，也第一次出现在沙子上。所有的小沙具面前都放着小盘子，正如皮娅所说，好像在供给细胞营养。

当创建这幅沙画时，皮娅告诉我，肌肉萎缩症的结果确实会使肌肉细胞无法吸取一种特定的物质。她还说道，她非常清楚地知道就算她象征性地滋养她的细胞，她的肌肉仍不会被治好。但是她的心灵却感觉到被治愈了并感到喜悦，因为滋养自己的身体对她而言就是接受并照料自己的身体。她还很开心地说，她第一次感到自己的内心是完整的，不再感到她的心灵和身体之间是被痛苦地分开的。

然后她向我解释，经过多年的沙盘游戏治疗，她所创作的意象总是能够滋养她的心灵，帮助她去平衡内心的疼痛。继而，她说沙画可以帮助她去发展积极的自我感觉，通过意象，她学会了如何去喂养自己。她表示说，通过创作沙画她建立了自我意象的内在基础，这样就能激发她的能力去面对外面的世界。她说这些意象给她能量，让她能继续生活下去，同时让她更加坚信一点，即使她的身体不好，但她的生活仍然是很值得珍惜的。

我知道皮娅现在已经达到了一种新的平衡，她的心灵已经开始和她的身体和谐起来了。

下一次会面，她创作了“共鸣”这幅沙画（图 10—1）。她用一种绝妙的方式来向我们展示，在象征着皮娅的小象和象征着我的大象之间，她的身体是如何被一颗心所包容的，如何被爱的天地所包容的。

我仍喜欢去思考这个问题："'老'大象代表着我的一部分分析性共鸣，那么在其背后隐藏了什么？"

我相信，首先是我对待工作的基本态度。我关注我的接受分析者的病理，但我并不去强调它。我主要是和病人的健康潜能以及能够发展的那部分自我产生共鸣，这是我的工作本质。

还有就是我热爱我的工作，特别是作为一个沙盘游戏治疗师。我从来不会对我的接受分析者感到厌烦，我喜欢欣赏他们的发明和创造。当观察到沙子中有些东西冒出来了，即使是微乎其微的信号，或者是一些微弱的改变和重生时，我也会感到兴趣盎然。

因此可以肯定，我的基本观点是很开放的，欢迎我的接受分析者去发展一些新的和创造性的方面。我并不惧怕混乱和分解，因为我很早就从生活中懂得，任何的更新或重构都是在解构之后进行的。解构意味着把东西拆散，重构则意味着把它们再组合起来；一个创造性的重构过程意味着用一种崭新和富有意义的方式去重新组合。这就是沙盘游戏治疗！在沙子中构建一个意象，然后把它解构复原——再以一种崭新和出乎意料的方式去重新组织沙子，又再解构复原它。通过这种持续和微妙的构建与解构过程，一个沙盘接着一个沙盘，最后，一个意义深远的重生的人格就诞生了。

一旦完成了一幅沙画，我会让我的接受分析者去讲述它。我很亲切地请他们告诉我他们对自己沙画的看法。如果我发现了沙画中与他们的看法不同的地方——不是说我用一种不同的观点去解释沙盘，或者说如果我发现了一些接受分析者没有发现的东西，我会稍稍提到这些不同。因此，一幅沙画会变得具有双重意义，一个是从我的视角去看，另一个是从接受分析者的视角去看。这两种观点开始融合起来，很多时候，那些在体验上、理解上和所注意到的东西之间的不和谐，经过一段时间就能产生正面的共鸣了。这种互动变成了一种几近盟友的关系，也就是说，两个人就好像一起在编织一个意象，或者像两人在一起谱写一首乐曲。

总而言之，沙盘游戏中（或心理分析中），投射、移情与反移情等现象都或多或少地包含或植根于分析性共鸣这个宏大和更加整体性的原则中了。尽管共鸣代表着一种十分亲密的关系，但它从来不仅仅只和两个人有关。它还和沙盘这一"炼金炉"里发生的变化有关。在共鸣之外，两人之间会出现一个"第三者"，这个第三者可以去触动和改变他们两个。两件乐器在一起演奏的乐曲比它们各自演奏的总和要强多了。这是崭新和独特的音乐。无论是音乐还是心理治疗，都不是我们能意料得到的事情，它总是一个等待我们去发现的神秘事物。

当然，这所有的观点不一定仅对于治疗师和病人、分析师和接受分析者而言是正确的，它还适用于教师和学生、医生和病人、父母和孩子等等其他的人际关系中，在这些关系中，通过共鸣这一现象，一个人可以为另一个人创建令其成长、发展和开创新生活的基本条件。

因此，共鸣一定是和生命力有关系的，是存在于爱的关系中的，这可以用皮娅最后一个漂亮的沙画中的那颗心来表达。

（潘燕华　张　敏　译）

图书在版编目（CIP）数据

沙盘游戏与心理疾病的治疗/（意）肇嘉编；张敏等译．—北京：中国人民大学出版社，2014.10

ISBN 978-7-300-20050-7

Ⅰ.①沙…　Ⅱ.①肇…　②张…　Ⅲ.①心理疾病—精神疗法　Ⅳ.①R395.2

中国版本图书馆 CIP 数据核字（2014）第 225060 号

心灵花园：沙盘游戏与艺术心理治疗丛书

主编　申荷永

沙盘游戏与心理疾病的治疗

[意] 伊娃·帕蒂丝·肇嘉（Eva Pattis Zoja）　编

张敏　刘建新　蔡成后　等 译

高岚　校

Shapan Youxi yu Xinli Jibing de Zhiliao

出版发行	中国人民大学出版社		
社　　址	北京中关村大街 31 号	**邮政编码**	100080
电　　话	010－62511242（总编室）		010－62511770（质管部）
	010－82501766（邮购部）		010－62514148（门市部）
	010－62515195（发行公司）		010－62515275（盗版举报）
网　　址	http://www.crup.com.cn		
经　　销	新华书店		
印　　刷	唐山玺诚印务有限公司		
规　　格	170 mm×240 mm　16 开本	**版　　次**	2015 年 1 月第 1 版
印　　张	11.5 插页 1	**印　　次**	2023 年 1 月第 10 次印刷
字　　数	184 000	**定　　价**	45.00 元
